好好吃饭

潜意识减肥指南

段俊杰 ◎ 著

电子工业出版社
Publishing House of Electronics Industry
北京·BEIJING

未经许可,不得以任何方式复制或抄袭本书之部分或全部内容。
版权所有,侵权必究。

图书在版编目(CIP)数据

好好吃饭：潜意识减肥指南 / 段俊杰著.—北京：电子工业出版社，2024.4
ISBN 978-7-121-42710-7

Ⅰ.①好… Ⅱ.①段… Ⅲ.①减肥－指南 Ⅳ.①R161-62

中国版本图书馆 CIP 数据核字（2022）第 014867 号

责任编辑：黄　菲　文字编辑：刘　甜　特约编辑：李　颐
印　　刷：天津千鹤文化传播有限公司
装　　订：天津千鹤文化传播有限公司
出版发行：电子工业出版社
　　　　　北京市海淀区万寿路 173 信箱　　邮编：100036
开　　本：880×1 230　1/32　印张：8.375　字数：218 千字
版　　次：2024 年 4 月第 1 版
印　　次：2024 年 4 月第 1 次印刷
定　　价：78.00 元

凡所购买电子工业出版社图书有缺损问题，请向购买书店调换。若书店售缺，请与本社发行部联系，联系及邮购电话：（010）88254888，88258888。

质量投诉请发邮件至 zlts@phei.com.cn，盗版侵权举报请发邮件至 dbqq@phei.com.cn。

本书咨询联系方式：1024004410（QQ）。

推荐序一

遇见你，遇见更好的自己

缘 起

几年前，忘记了出于何种原因，我在网络上遇到了段老师。那时，她还不是"段老师"，只是"超级无敌条条妈"，是一位全职妈妈。我闲来无事刷微博，看到她写的日常，心想这个人还挺有才的，挺有意思的。后来，我又看着她经历了很多事情，她从全职妈妈到开始找工作，不断学习、成长。后来有一天，我偶然发现她计划在北京开办工作坊，我没多想就报了名。

在那个工作坊中，我第一次见到了段老师。她作为主办方，拘谨、内敛、不苟言笑。我其实并没有过多注意到她，那时我沉浸在自己的世界里，孤独、迷茫，内心充满了连自己都不了解的愤懑。几年过后，"超级无敌条条妈"蜕变成了专业的心理咨询师，她作为导师

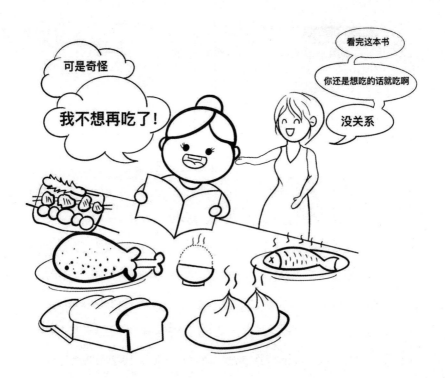

开设了50多期线下心理学工作坊课程，做了几千个心理咨询个案，她还做社群、讲微课、带团队……现在，她还写了书。除了事业上的收获，更重要的是，她曾经岌岌可危的婚姻，如今却变得让人艳羡，夫妻二人妇唱夫随、琴瑟和谐。她从"超级无敌条条妈"变成了"条条妈"和"万万妈"，她的一双儿女聪明可爱。她仅用几个月的时间就轻松减掉30多斤，身体变得轻盈、苗条、有活力。她还用自己总结出来的这套方法，带领成百上千位女性实现了轻松、有效的瘦身。于我而言，只要时间允许，我就会去参加她的线上、线下课程，就像去参加一场朋友的聚会，让人温暖、放松……我还是我，但我又不再是从前的我了，我的内心有了更多的力量，我变得从容、淡定了很多，我看到的世界也宽广了很多。审慎地讲，我的变化，确实是缘于在偶然间刷到了"超级无敌条条妈"的微博，我很感恩这一场遇见。

我眼中的段俊杰

虽说自诩是段老师的朋友，但实际上我们私交甚少。我不善沟通，内敛迟钝，还有些自卑，很不习惯去主动社交，也基本不会产生类似"狂热"等情绪。但我很想进一步走进段俊杰的生活，她身上有一些很吸引我、打动我的品质，我觉得这难能可贵。一是她的真——真诚、真实、真心。有一次，我在工作坊看她做个案，是个很难的案子，她不断地尝试各种方法，一步一步引导，用了非常长的时间，直到对方打开心结。中间曾有好几次，我都觉得可以结束了，但她并不打算结束，依然专注地、用心地、竭尽全力地尝试着，我真的被她深深感动了。她不会给来访者虚假的保证，她总是直面真实的自己，时刻守住自己的初心，真诚地对待每一个来访者，我想这也是她非常"接地气"的原因。她的"真"可以让人放下防备，我觉得这也是一个心理咨询师应具备的品质。二是她的勇——勇气、勇敢、勇往直前。她曾经只是一个被生活逼到无路可退的家庭主妇，负债累累；也曾经被误解、谩骂，伤痕累累；但她一直拥有触底反弹的勇气，她从绝望中寻找希望，勇敢地、不断地挑战，站上新的起跑线，完成新的突破。三是她的专——专心、专注、专业。她一边带孩子，一边"半路出家"从零开始学习心理学知识，这其中的辛苦可想而知。我见过她厚厚的几十本学习笔记，看见过她身怀六甲、抱着吃奶的孩子学习、讲课的样子……她专注地、心无旁骛地努力获取心理学知识、掌握相关技能。我是个外行，没有资格去评判她的心理学专业程度，不过，我看到了她的很多心理咨询案例的效果。比如，来访者的社会功能恢复正常了，症状缓解了，行为模式改变了，等等，还有什么比这些更能体现她的专业性的呢？

我很克制地赞美了段俊杰，但其实，她就是段俊杰，是一个真实的、并不完美的普通人，像我一样，也像你一样。因为对生活的热爱，对事业的执着，对善良的坚守，成就了现在独一无二的她。

关于这本书

前面铺垫了那么多，终于要说说这本书了。

承蒙段老师厚爱，书稿甫一出炉，我便有幸拜读。出于我营养学博士的教育背景，她很谦虚地请我提提意见。当时我比较忙，我想我可能得需要相当长的一段时间才能全部看完。第二天晚上，我临睡前翻开书稿打算看几分钟，然而这一看不要紧，竟没有收住，我一口气畅快地读完了整本书，浑身通透，莫名兴奋！不得不说，书如其人，段老师的书，就如她的人一样，内涵深厚、接地气，新奇有趣、很治愈。

从表面上看，这只是一本指导读者减肥的书，但实际上，这还是一本趣味性很强、通俗易懂的心理学知识科普书，是一本实用心理技巧应用手册。她把专业的心理学词语用通俗易懂的生活实例演绎出来，比如，当我看到"怀孕的时候，我觉得马路上的孕妇也变多了"这个内容时，我深有同感，疯狂点头。我怀孕的时候，每天都能看到好几个孕妇，现在生完孩子，我看到孕妇的次数就减少了，原来这就是潜意识中的"吸引力法则"啊！我因学到了新知识感到心情愉悦，继而，我由衷感慨：若是把注意力放在美好的事情上，美好的事情也就会发生啊！这是引申思考、感悟人生（自动喝"心灵鸡汤"）的熨帖和满足。本书从"潜意识是什么"开始讲起，进一步介绍了启动意愿、制定目标、破除限制性信念、识别和表达情绪、自我催眠等内容。本书既有理论知识，还有心理学技巧和生活小窍门，可以看，可以听，可以写写画画，一步一步引领读者认识自己、了解自己，更好地改变自己，一路下来，就是一场酣畅淋漓的身心洗礼。

你看，我好像并没有提到本书的关键词：减肥。其实我并没有减肥的需求，所以我在阅读这本书的时候，很自然地把减肥替换成了生活中其他困扰我的事情，丝毫没有"违和感"。说到底，生活都是相通的，我们的行为、选择无不受到心理因素的影响和支配。所以，即便你没有减肥的需求，这本书依然非常值得你仔细阅读，慢慢体会。如果你确实有体重和身材方面的困扰，或你曾经尝试过很多种减肥方法却都未曾成功，那么这本书，会让你体验一种可能你未曾尝试过的减肥方法，带给你意想不到的惊喜。

导致肥胖的原因非常复杂，个体的差异也很大。摄入同样多的能量，有的人会储存过多的脂肪，有的人却不会，很多理论试图解释这个现象，比如，各种代谢理论、遗传因素、肠道细菌的影响等，心理因素的作用也越来越受到研究者的重视。但提起减肥，人们耳熟能详的依然是六字诀"管住嘴，迈开腿"。想做到这一点，其实并不容易，一是这并不是让大家少吃多动，而是要会吃、会动；二是很多人难以坚持。做不到的人经常会进行自我攻击，认为自己没有毅力，因为多吃了几口而陷入罪恶感中，但很少有人去想自己为什么"管不住嘴，迈不开腿"。若不能从根本上解决问题，则很难获得理想的效果。不要让"毅力"来背锅了，翻开这本书，你会找到问题的答案。

人生难得从容，保持正常体重的关键是，保持内心平静。其实胖瘦不是最重要的，健康、自信才是最重要的。

关于这个序

一开始，当我听到段老师说想让我为她的第一本书写一个序时，我以为是个玩笑。我只是一个籍籍无名、普通到不能再普通的人，既不是心理学大咖，又不是学术权威，有什么资格写序呢？但我想，这是段老师的真心邀请，她本来就不同寻常，我又何必拘泥于身份之差呢？因此，我斗胆厚着脸皮为本书作序。为了写序，出于职业习惯，我以写学位论文的方式搜索了很多中外文献，打算一一在序言中引用，以证明本书的专业性，但最终还是放弃了这么做。我写了自己真正想说的话，表达了自己对于段俊杰，以及对于她的这本书的最真实的感受。

人生就是一场盛大的遇见，遇见你，遇见最好的自己。

王　艳

营养学博士

推荐序二

她可以，我也可以

我和很多朋友一样，之前并不认识段老师。一个偶然的机会，我被段老师击中心弦，成为她的学员、朋友。认识她，可以说改变了我的整个人生。

我和段老师生活在同一个城市，我不仅能经常在她的课堂中见到她，平时还有很多与她接触的机会。平时和段老师相处的时候，我感觉非常放松。段老师十分"接地气"，虽然她的话不多，但是每次和她聊完天，我的心情都会变得特别好。虽然她只有寥寥几句，或是讲了个很平常的故事，却让我感觉神清气爽、灵感迸发，让我一瞬间放下所有执念。在她的鼓励中，我的自信心增强了，我脑海里回荡着各种正能量的声音：我好厉害！我做到了！我自己想到了办法！

这本书的内容也是如此，十分温暖，让人感觉舒适、放松。翻看本书的时候，我感觉就像在某个阳光柔和的下午，我和多年的好友窝在沙发里喝咖啡，有一搭没一搭地聊着天。在不知不觉中，我被带入了书中的情境，沉浸在书中描绘的故事里。我不需要刻意努力，不需要记笔记，这些感觉仿佛融入身体，很难再忘记。潜意识潜移默化地影响了我，让我自然而然地爱上运动，慢慢瘦下来。

我听过段老师的100多节微课，印象最深刻的是2017年她磕磕绊绊的第一节课。在开始讲第一节课之前，她非常忐忑、紧张、焦虑，甚至想放弃了。我当时心里想：原来她和我一样，也会这么紧张啊！后来，她勇敢地面对了讲课这件事。因为过于紧张，上课之前，她先去树林里对着大树试讲了一次，当成练习。段老师的第一节课给我带来的冲击非常大，我感受着她的紧张、尴尬，也感受到了她的力量、真实。我明白了，原来紧张、焦虑、害怕没什么大不了的，带着它们，我们依然可以继续前行。我也意识到，既然她能够做到，那么我也可以试试看，突破自己。

普通的段老师就这样讲述着自己普通的故事。其实，她就像我们每个人一样，经历过婚姻和人生的低谷，受到过肥胖的困扰。她用心理学知识调整着自己的心态、生活、工作、身材，她把晦涩难懂的心理学原理融入带着烟火气的日常生活里，她让大家发现，原来心理学竟然可以如此简单、通俗、有趣。我常常会思考，为什么大家这么信任她？为什么她的话语那么朴实却那么有效？可能因为她和我们一样，过着普通的生活，所以她能够理解我们的纠结，也能感受到我们的痛苦。她在泥泞之中蹚出一条原本不存在的路，为我们增强信心，让我们愿意站起来、试试看。

我希望能够有越来越多的人了解段老师，她的风格很特别，无比自然、轻松。她并没有做什么特别的事情，就能让我们觉得不那么难受了，让我们愿意主动解决问题，让我们做事情有了更多动力，让我们看到生活的希望。

我觉得，人生中能够遇到一个改变你的人、一本拓宽你思维的书，是一件非常幸运的事情。这会让你改变认知，改变行为，改变生活状态，最终改变命运。这本书或许就是这样一本能为你带来改变的书。

最后，我想向段老师致敬。段老师是一位善于解决问题的优秀心理工作者。如今，我像她一样，也在学习写作和画画了。因为她，我一次次地体验到：她可以，我也可以！

唐晓晨

一位段老师多年的老学员、老朋友

推荐序三

在梦里，慢慢瘦下来

我被肥胖的问题困扰多年，做梦都想瘦下来。出乎意料的是，我竟然在梦里慢慢瘦下来了！

其实我小时候并不胖，但是从高中开始，我的体重每年都会增加10斤，有增无减，一直到大学毕业，我已经140斤了。当时我并没有意识到问题的严重性，依然我行我素，每天都会吃很多东西。我在生完孩子之后，体重飙升到了160多斤，用一个词来形容就是：浮肿。那时，我才有了要减肥的意识。

减肥期间，我尝试了价格昂贵的代餐粉。一段时间过后，我确实瘦了不少，但我对代餐粉有些腻了。我每天只能吃固定的几种食物，喝代餐粉，有时我觉得生活都没有意思了，脑袋里会蹦出绝望的声音，生而为人，连吃都不能由自己说了算。虽然我瘦了一些，但是由于害怕反弹，我依旧不敢吃自己喜欢的东西，那段日子真的让人绝望。

后来，我想要动起来，于是就办了健身卡，找了食谱，做减脂餐。我一周去 3～4 次健身房，挥汗如雨。在健完身后，我很想冲进一家餐馆大吃一顿，但我还是忍住了。一段时间后，我瘦了 10 多斤，但最终因为工作及要带孩子等原因，没能坚持下去。我第二阶段的减肥就此告一段落了。

不久之后，我听到一句话："三分练，七分吃。"于是，我开始从吃上下功夫，严格控制碳水化合物的摄入，平时一天只吃一次粗粮，用来代替主食。持续一段时间后，我瘦了 15 斤左右，但是出现了明显的副作用。我开始大把大把地掉头发，更严重的是，我的经期也变得不规律了。我害怕了，为了减肥，伤了身体，那就得不偿失了。我开始慢慢恢复饮食，体重又开始增加了。我真的很想减肥，可是，由于前几次的减肥经历给我留下了糟糕的印象，当我再次想要减肥时，动力就不足了。

一个偶然的机会，我参与了段老师的瘦身蜕变营，开启了减肥新阶段。我不用喝难喝的代餐粉，不用去健身房拼命锻炼，不用严格控制饮食，就能瘦下来。在入营后的日子里，火锅、烧烤、披萨、饮料，样样没少。我随心所欲地吃，随心所欲地锻炼。我很喜欢听催眠练习的音频，每天睡觉前，我都会伴着音频入睡，它既能助眠，又能让我跟潜意识沟通。

回家之后，我惊喜地发现，我去年穿着感觉很紧的 M 码裤子（我特意买的 M 码裤子以督促自己减肥），现在穿上竟然感觉很宽松。我的工作服是衬衣式连衣裙，之前，我穿上以后觉得浑身紧绷，现在穿上觉得宽松多了。家人、朋友都认为我瘦了很多。其实，通过这次减肥，我只瘦了 6～7 斤，但是体型上的变化非常大。在离开瘦身蜕变营后，我现在依然会做与潜意识沟通的练习，仍然在持续变瘦。我觉得用这样的方式不是在减肥，而是在更好地关爱自己！

菲菲

一位资深减肥人士

自序

在物质资源极为丰富的现代社会，"减肥"成为一个人人关注的话题。网络、电视上的瘦身广告铺天盖地，有关减肥的各种饮食产品、器械、减脂训练营甚至药物、外科手术数不胜数。然而，无数减肥者在经历了花样繁多、辛苦万分的瘦身尝试后，依然反反复复地被身材困扰，甚至因此陷入自我否定的挫败感中。

在我近10年的心理工作中，有很大比例的来访者因为身心失衡的困扰来到我的咨询室，包括厌食症、暴食症等一些程度较为严重的情况。这些症状的产生往往伴随着当事人长期的身材焦虑和过激的减肥经历，为了减肥牺牲了健康，代价巨大，这让我深感遗憾。社会上林林总总的减肥方式大多具有局限性，大家过于看重减肥过程中的意志努力，不断地要求自己"一定要怎样，必须要怎样，坚决不能怎样"，却忽视了"为什么会这样"。就好像树叶漫天乱舞，我们为了让树叶停下来，不停追着树叶跑，辛苦又低效，却没有关注为什么树叶会满天飞,忽略了风对树叶的影响。我们平常的语言、行为、生活习惯等其实都是表面的"树叶",而情绪、心理等才是"树叶"背后的"风"。

身体可以影响心理,心理同样会影响身体,身与心是相互作用、密不可分的。《黄帝内经》就曾记载:"怒伤肝、喜伤心、忧伤肺、思伤脾、恐伤肾。"紧张、担心、恐惧、焦虑、内疚、压抑、愤怒、沮丧……每个人的身体里面,都流动、压抑或储存着不同的情绪。这些情绪不仅会带来心理上的变化,而且可能直接或间接地影响身体。假如把一个人比作一台计算机,那么身体就相当于硬件,而思维、情绪等心理状态就相当于软件。每台计算机出厂时的硬件都类同,只要没有磕磕碰碰,基本不会出现大问题,而软件的安装、升级、运行、卸载却让计算机的使用情况差异很大。如果出现软件中毒或者垃圾太多等问题,就会导致计算机运行缓慢甚至直接死机。我们心灵的状态就像计算机的软件一样,同样需要定期检测、维护、安装补丁、优化升级或者卸载,有时还需要重新安装系统,才能确保正常运作。

所以我决定写这样一本书,给深陷身材焦虑、辛苦减肥的朋友提供一个轻松有效的选择,让你可以不再逼迫自己,而是了解自己现在的身材是如何形成的,为什么自己会不停地想吃东西,为什么自己无法坚持运动……看到树叶背后的风,清理软件中的病毒,优化升级自己的系统和软件。从"我不能吃"到"我不想吃",从"我必须运动"到"我喜欢运动",这样才能从根本上解决身材困扰,重获身心平衡。

在本书中，我总结了容易引起身体肥胖的心理因素，以及针对不同的饮食偏好、运动习惯的心理调整方法，我将手把手带大家运用一些简单的心理技巧来增加潜意识中瘦身的真正动力，减少阻力。这套方法不但让好好吃饭的我成功瘦身30斤，而且在累计上千人的瘦身蜕变营中也得到了相当好的反馈效果。这让我觉得非常开心，也希望给有缘分看到这本书的你打开一扇新世界的大门，助你开启轻盈健康的新生活。

感恩你看到这本书，愿意打开它，并且决定跟随书中的建议试试看，给自己一个新的可能，这让我觉得自己的工作更有意义和价值。假如若干天后，你收获了全新的生活体验和轻盈身材，这源自你今天做出的这个看似不经意的决定。

感恩我所有的来访者，以及我写书过程中带领的上千位瘦身蜕变营学员，是你们的勇敢尝试和及时反馈让我能够不断丰富和调整本书的内容及其中的方法，让它们更实用、更通俗、易操作，而不仅仅是纸上谈兵。

感恩艾瑞克森老师、海灵格老师、李中莹老师、吴文君老师等所有我学习、成长路上的恩师，是你们的智慧和教导，让我有机会可以站在巨人的肩膀上，发出自己的光和热，为这个世界做一点力所能及的贡献。

感恩电子工业出版社的黄菲老师慧眼锁定本书，真诚沟通，予以出版，从专业的角度推动了这本书的不断完善，从而使之更适合大众阅读。

感恩吕璐、张怡闻、付红珊、王芳、张欣普、于宏凯、李静、刘艳辉、彭雪花、张云鹭、程子洋、唐晓艳、于淼、张腾文、孙春艳、杨文娟、杨娜、林婷、姜雪、王艳、赵红、赵爱素、王景、李珊珊、梁莉、朱丽鹏、赵彦、王颖、唐晓晨、刘学超（排名不分先后），作为顾问、教练和实践者对本书的付出。你们来自各行各业，有营养学博士、专业的运动教练、医务工作者等，因为有你们的陪伴支持和保驾护航，才有这本书的孕育、诞生。

感恩团队的幕后成员马之涛、刘博，是你们的默默付出和技术支持，为心理瘦身知识和普罗大众之间搭建了一个沟通的桥梁，给有限、辛苦的传统减肥方式插上了心理学的翅膀。

感恩所有为本书出版付出努力的人！

愿天下所有生命都绽放自己的光彩！

愿每一个曾经为身材所困扰的人，都能遇见更加健康、轻盈、愉悦的自己！

目录

☞ **潜意识的力量**

002　意识与潜意识——减肥路上的动力与阻力

009　潜意识的特点

016　潜意识对身体力量的初体验

☞ **身心平衡状态扫描图**

022　身心扫描问卷

028　身心扫描问卷解析

037　瘦身塑形约定

039　冥想——我准备瘦了（呼吸放松法）

042　轻盈生活小妙招

👉 提升内心动力篇

044	**动力：启动潜意识的意愿**
047	减肥的能量场——你为什么出发
055	盘点好处清单——为你的瘦身之旅"加满油"
072	制定真正有效的瘦身目标——为你的瘦身之旅输入"目的地"
080	冥想——你好，未来轻盈的自己
088	轻盈生活小妙招

👉 减少阻力篇

092	**阻力1：局限认知形成的限制性信念**
092	什么是信念
101	什么是限制性信念
109	如何松动乃至破除瘦身中的限制性信念
120	瘦身减肥常见的限制性信念
127	提升瘦身资格感
133	轻盈生活小妙招

134	**阻力 2：不成熟的情绪表达方式**	
134	情绪与身体的关系	
140	情绪的识别	
147	负面情绪的正面意义	
149	情绪的表达	
157	轻盈生活小妙招	

☞ 化阻力为动力篇

162	**动力转化 1：修改自我催眠的"背景音"**	
162	催眠其实无处不在	
167	自我催眠很简单	
172	如何设计积极有效的自我暗示语	
176	冥想：我正在变得更加健康轻盈	
185	轻盈生活小妙招	
187	**动力转化 2：重建心锚**	
187	是什么左右了我们的喜好，干扰了我们的选择	
193	如何改变心锚	

199　冥想：我爱上了运动（建立正向心锚）

205　冥想：我真的不想再吃了（建立负向心锚）

213　`轻盈生活小妙招`

214　**动力转化 3：把盲目的爱转换成觉醒的爱**

214　你的身材，连接着一些对你重要的人和事

218　走出盲目，活出真正的自己

228　冥想：我决定换一种方式来爱你

233　`轻盈生活小妙招`

235　往期学员反馈：有"用"，就"有用"

242　结语

▼

潜意识的力量

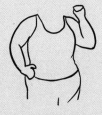

意识与潜意识
——减肥路上的动力与阻力

这是一本有关减肥的书,却有着完全不同于传统的减肥方法。

我的朋友小禾,她意志力很强大,非常自律。她把"瘦下来"作为目前人生阶段中最重要的事。为了瘦下来,她尝试过各种相当艰苦卓绝的方法,她曾经多次7天、14天甚至21天只喝水,不吃其他任何东西。用这种魔鬼式的瘦身方法,她的确做到了短期内快速瘦掉十几斤。可令她崩溃的是,在每次暂时瘦身成功之后,一旦稍微放松下来,她就控制不住地狂吃各种食物,于是身体会变本加厉地胖回去。继而巨大的挫败感和内疚感会席卷她的内心,于是她再次不允许自己吃东西,然后再次控制不住地暴饮暴食……由此,她陷入一种恶性循环,身心俱疲,瘦身不成,整个人生也陷入灰暗之中。

还有一位女士玲玲,生完孩子之后胖到了160多斤,她尝试通过吃昂贵的代餐粉，配以严格的节食计划来减肥。一段时间后，她觉得生活都没意思了，脑袋里经常不由自主地冒出绝望的念头，觉得自己"生而为人，连吃都不能自己说了算"。即使在停掉代餐粉后，玲玲也不敢放松地吃东西，稍微吃点美食，内心就有强烈的负罪感。她感觉这样下去不行，于是又开始尝试大强度的健身运动，后来却没有坚持下来。最后她还试过严格控制碳水化合物的摄入，一个月吃不了一粒米饭，平时一天只吃一次粗粮以代替主食。结果她的身体失衡，出现副作用，开始大把大把地掉头发，更严重的是生理期出现了问题。利用这样的瘦身方式，虽然玲玲的体重降下来了，却损害了她的健康，身体频频发出的报警信号让她感到害怕，玲玲只好又慢慢恢复了正常饮食。

像小禾和玲玲一样为身材苦恼的人有很多。但是目前在大家普遍的认知里，减肥就是简单粗暴的六个字：管住嘴，迈开腿。也就是说，减肥的成败主要取决于自制力是否强大，这种说法过分重视了"理性、意识"层面的努力和自控，而完全忽略了庞大的"潜意识"对一个人身心状态的深刻影响。

什么是"意识"和"潜意识"呢？

对于著名心理学家西格蒙德·弗洛伊德的意识层次理论，相信很多人都有所了解，意识层次包括意识、前意识和潜意识三个层次，如图 1-1 所示。它好像一座冰山，露出水面的只是一小部分意识，但是水面和隐藏在水面以下的绝大部分——前意识和潜意识却对人的行为、状态产生重要影响。

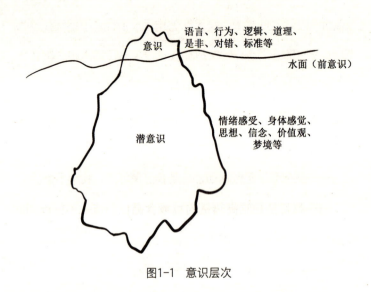

图1-1　意识层次

"意识"就是理性上可以谈，话语层面可以说得清楚的，自己能觉察的心理活动。例如：标准、对错、道理、逻辑等，它属于人的心理结构的表层。例如：

——我应该瘦下来，瘦下来会健康好看。

——我不应该吃太多，吃多了会胖。

——我必须做运动，才能瘦下来。

——我应该吃健康的蔬菜。

....

"潜意识"(又称为无意识、下意识)代表着人类更深层、更隐秘、更根本、更原始的心理能量,是人类行为的内驱力。例如:情绪感受、身体感觉、欲望、冲动、信念、价值观、梦境等,是我们很多时候难以表达也很难"控制"的本能。例如:

——我好馋,好想吃东西。

——我肚子不饿,可是嘴巴还想吃,我停不下来,不吃东西就难受。

——我应该早起做运动,可是我好懒好困,我起不来。

——我特别想吃高热量的垃圾食品!心情一不好就想吃甜品!

....

"前意识"是调节意识和潜意识的中介机制,是一种可以被回忆起来召唤到意识层面的无意识,它就像一个安检员,允许或阻止潜意识进入意识层面。例如,我们有时做梦了且清楚地记得梦境的内容,有时知道自己做梦了但是想不起梦境的具体内容,还有时自己做梦了甚至别人都听到你说梦话了,但是自己完全不记得自己做过梦……梦境属于无意识领域,能描述的梦境是意识,是否能记起梦境则是前意识在安检、把关。

在减肥这条路上，很多人的"潜意识"和"意识"往往是对立的。头脑里的意识层面促使我们产生想瘦的念头，理性命令我们健康饮食、积极运动，这是瘦身的主要动力来源；可身体里的潜意识却不听话，它馋，它懒，它趋利避害，它贪图享受……很多时候潜意识会产生很多逆向动力，不停地拖我们的后腿，阻碍我们瘦身成功。这也是很多人看似一天到晚什么也没干，身材也没变化，但时常感到疲惫的原因。因为内在的大量能量都消耗在"动力"和"逆向动力"这两股力量的撕扯中，太内耗了！而且对于大多数人而言，意识往往最终都会败给潜意识，所以大家会普遍认为减肥是一件非常难、非常痛苦的事情。

所以在瘦身路上，有另外一种方法，不用逼迫自己"管住嘴，迈开腿"，而是温柔一点，耐心一点，静下心来去倾听一下自己潜意识的声音。启动内心深处真正的"动力"，减弱、消除甚至转化那些束缚住自己的"阻力"，让自己不再痛苦、纠结、内耗，轻松愉悦、身心一致地达到瘦身的目的，你愿意试试吗？

有人可能会问，潜意识在哪里呀？看不见摸不到，又描述不清楚，我怎么找到它？如何和它沟通呢？会不会很难？是不是很玄？有没有很可怕？

其实潜意识本身就是我们的一部分，它每分每秒都在用它的方式陪伴着我们，一刻也没有停止过。只是很长时间以来，我们都没有花时间和精力去了解它、倾听它的声音。我想起一个古希腊的寓言故事：一头狮子生活在辽阔的大草原上，草原上总是刮着大风，所以它喝水的地方总是荡起波纹，以至于它从来没有看到过自己在水中的映像。有一天草原上来了猎人，被追捕的狮子一路狂奔，跑到了一片茂密的森林里。它在森林里奔跑玩耍，直到觉得口渴，它就找到了森林里的一个小池塘去喝水。可是当它一凑近水面，就看到了平静的池水中有一头巨大的狮子，它以为遇到了敌人，于是朝着水中的狮子怒吼，结果对方也朝它做出了同样的动作。它吓坏了，它试图换一个池塘去喝水，可是因为森林中没有风，它总是在平静的池水中遇到那头可怕的狮子，并且水中的狮子丝毫没有退缩的意思。最后它实在口渴难耐，于是鼓起勇气又凑近了水面。此时神奇的事情发生了，当它把嘴巴慢慢伸进清凉冰爽的池水里时，让它感觉害怕的那头狮子默默消失了。

心理学这门学科从1879年诞生至今也不过142年，我们觉得它深奥难懂，只是因为我们不了解、不习惯而已。其实在生活中，心理学无处不在，心理技巧和催眠技术的应用也比比皆是。尽管我们在瘦身路上几乎不曾主动认识和调动过潜意识的力量，甚至在面对它时还有点不自在和陌生，潜意识正如水中那头狮子的倒影，可它却实实在在也是我们的一部分，并且将忠诚地伴随我们的一生。只要你逐字逐句地仔细阅读这本书，跟着书中的内容一起做，你就会惊讶地发现，减肥这件事比你想象的要容易得多，你不会有任何损失，也不需要放弃什么，只要你敢于迈出第一步，那些顾虑就会像水面倒映的可怕狮子一样消散而去。所以，请跟随我一起，只需要带着一点好奇、一点勇气，踏入一块不太熟悉的新领域，开启你的新生活吧！

潜意识的特点

无论你是否有所觉察，潜意识都在方方面面影响着你。到目前为止，假如你从来没有积极主动地运用过潜意识的力量，说明你还生活在浅层的水面之上，但这也表明你有巨大的潜能，你可以利用潜意识的力量，让自己的人生大为不同。

比如减肥瘦身这件小事，过去你极其自律，节食、健身，但是在这里你只是发挥了10%意识层面的作用，而影响巨大的90%潜意识的力量，正等待你去唤醒和运用。

要想与潜意识沟通，让它支持我们，首先要了解潜意识的特点。

那么，潜意识有哪些特点呢？

简单来讲，潜意识就像小孩子一样，它有八大特点。

特点一：精力充沛，能量巨大。

潜能大师博恩·崔西说过，人的潜能是我们现实能量的

3万倍以上。我们常常无知地认为,我们的头脑可以操控一切,事实上呢?我们甚至无法操控自己的身体,比如,我们什么时候会感冒,什么时候会生病,什么时候想吃东西,什么时候累,什么时候轻松……

潜意识的能量,就像一个精力充沛的小孩子,可以给你创造无限的惊喜,也可以给你制造不尽的麻烦。

特点二:直来直去,不能识别真假、好坏、对错。

潜意识特别单纯,它听不懂"不",不会辨别你的想法是好的还是坏的,是真的还是假的,是对的还是错的,是担心还是关心,它只会提取你想法中的关键词,不管三七二十一,简单粗暴地执行。我曾经试过对我11个月大的女儿说:"你不要假装摔倒哦!"每次我说这句话时,本来正在专心玩着玩具的她立刻提取了关键词"摔倒",并往后故意倒下去,屡试不爽。

再如,我们常常对自己说:"我可不能再吃了",但潜意识接收到的信息是"吃"。还有人常常开玩笑,自嘲"真笨啊""喝凉水都胖",但是潜意识并不知道你是在开玩笑,它会接收到关键信息"笨""胖",然后立刻展开行动并且坚决执行下去,把这些"指令"变成现实,让你莫名其妙地真的出现一些很笨的失误,或者让你一直胖下去。

特点三：记性差，需要强烈刺激，或者重复刺激。

潜意识像贪玩的小孩子，基本不具备用逻辑思维来分析记忆的功能（那是意识的事情），它完全靠感受来记忆。强烈的刺激，刻骨铭心的感受，无论是好的、坏的，还是正面的、负面的，都容易在潜意识中留下深刻的印象。

另外，重复刺激对潜意识也有效果，如果你的头脑、念头或者语言，对一个信息感兴趣，无论积极的还是消极的信息，刺激的次数多了，信息就会进入你的潜意识。比如，人偶尔会遇到一些不顺心的事情，但有的人会说："我怎么这么倒霉？"再次遇到时会想："我怎么一直倒霉，总是倒霉？"这样经过多次重复刺激，"倒霉"就会深刻地储存进你的潜意识，成为"标签"——"我就是一个倒霉的人"。同样，有人关注的是自己偶尔特别顺心时的情况，每次都说"我好幸运"，再次遇到顺心的情况，会觉得"我怎么每次都这么幸运"，那"幸运"也会经过多次重复刺激，储存进你的潜意识，然后你就会莫名其妙地遇到越来越多幸运的事，成为一个幸运的人。

我曾经在怀孕的时候发现一个奇怪的现象，我身边甚至走在大马路上的孕妇突然变得多起来，我纳闷儿是什么神奇的力量，把这么多孕妇送到我的视野范围内？再后来，我生完一胎，满大街看到的都是小婴儿；再次怀孕的时候，又开始不错过每一个走过、路过的孕妇……

　　看来宇宙也有它的"大数据"算法,当我们的注意力在某一处时,它就会给我们"推送"更多类似的现象和事件。比如,今天出门之前,你在心里对自己一直说"红色",你就会不自觉地捕捉到环境中各种各样的红色物品;如果现在你对自己说"方形",那么映入你眼帘的就是各种各样方形的事物。同样,如果你在心里一直说或者想"胖"或者"瘦",那么你也会收获源源不断的与胖或瘦有关的人、事、物,胖的借口、胖的原因或者瘦的理由、瘦的资源等。这会使你形成两种截然不同的人生态度和习惯。潜意识的这个特点,有人称它为"自我暗示"或"自我催眠",也有人称它为"吸引力法则"。

　　特点四:分不清"想象"与"现实"。

　　潜意识很容易相信"故事",就像单纯的小孩子分不清梦境与现实一样。只要有画面,无论亲自经历的,还是自我想象的,只要画面能带来深刻的感受,或者被反复输入,潜意识就会以为是真的,然后自动带你走向目标。催眠、目标视觉化、成功预演、未来景象等很多心理技术都是根据潜意识的这个特征研究出来的。我们后面的很多练习也是如此,都是在给潜意识不断输入图像刺激(而不只是单薄的一句话),激发它发挥潜能,促使自己产生积极行动,达到预定目标。

特点五:最喜欢带感情色彩的信息。

听觉、视觉、触觉、嗅觉、味觉、感觉都会对潜意识产生影响,其中"感觉"的影响最深。潜意识最容易吸收带有情绪或感情色彩的信息。情绪波动越大,感受越深刻,就越容易被接收、储存。潜意识分辨不出事情是真实的还是虚构的,只会识别"感受",所以我们的"感受"是会创造出外在的生活实相的。因此在进行冥想练习时,我们做得越投入,拿到的感觉越明确,接收到的潜意识就越多,也会让我们越来越活成自己想成为的样子。

特点六:半意识状态时最活跃。

半意识状态,就是我们的头脑处于"一半清醒一半糊涂"时的状态。

日本一位心理学家这样说:"当我们的头脑处于半意识状态时,就是潜意识最容易接受愿望的时刻。"也就是说,半梦半醒之间,潜意识最活跃,最容易接收信息。因此,利用快要睡着、刚刚醒来,意识迷迷糊糊的时候,来进行潜意识的接收工作,是最理想不过的了。

特点七：放松状态才能沟通。

脑科学研究发现潜意识在 α 波状态时最容易吸收外界的信息，而放松是将大脑迅速调整到 α 波状态的有效方法之一。潜意识的这一点也像小孩子，假如它感觉紧张、害怕、恐惧、抗拒等，就很难接收到我们给它的指令或者信息，它也无法很好地反馈我们，恐怕只会大哭或者发抖了。假如我们本身很紧张，有束缚感，或者有强烈的操控心，这些就会让潜意识无法放松，此时与潜意识沟通就比较困难，效果也会比较差，甚至没有效果。

特点八：趋利避害。

小孩子没有那么多道理可讲，潜意识也是如此，它也不讲道理，它不管什么"应该不应该"，也不管"对不对""好不好"。它很任性、很简单，它追求轻松愉悦，躲避痛苦、趋利避害是它的本能。所以无论你如何跟它说"你应该起床好好学习了"，假如它在想到"学习"时感受到的是"痛苦"，那它就不想起床了；无论你如何跟它说"你应该去锻炼了"，假如它在想到"锻炼"时感受到的是"辛苦"，那它就不想动；无论你如何跟它说"你不能再吃了，再吃会更胖"，假如它当下感到"吃"是"愉悦"的，那它就想吃，它会直接无视理性逻辑和行为后果。所以，我们跟潜意识沟通，不是改变它的逻辑，不是跟它讲道理，而是想办法让它当下的感觉是放松愉悦的，这样，潜意识才充满动力和活力。渴望去游乐场的孩子不会赖床，热衷于购物的女性不会拖延。因为，想到"游乐场"和"买买买"的感觉实在是太棒了，潜意识动力、活力十足。

潜意识对身体力量的初体验

＊本部分内容配有音频，请扫描封底二维码，回复"好好吃饭"获取。

潜意识对身体状态的影响真的有这么大吗？如何跟潜意识沟通呢？也许现在你只是半信半疑。没关系，现在邀请你花5分钟跟随我做一个小小的实验，来直观感受一下与潜意识沟通的方法，以及它对身体的影响。

＊ ＊ ＊

首先，找一个稍微宽敞点的空间，确保你双手侧平举然后左右旋转时不会碰到障碍物。之后调整自己的站姿，双脚微开，差不多与肩部同宽。最后把你的两只手侧平举，其他部位不动，只旋转你的腰，试试看你往右旋转的极限能到哪里。

很好，现在记住你这个右转极限的位置，然后想象假如你的右手能延长，它最终落在哪里，也许是墙壁上的某个点，也许是柜子或者窗帘上的某个位置，如果你在户外，这个标记你右转极限的位置也许落在某棵树或者别的物体上。

结束想象并再次记住这个扭腰右转极限的标记位置后，让自己恢复到原来的站姿，双手也放下，自然垂放到身体两侧，放松、休息一下。

然后，试着做几个深厚而绵长的深呼吸，我邀请你慢慢闭上眼睛跟随我想象一个画面。

当你吸气的时候，你会感觉自己的腹部随着吸气微微隆起；当你呼气的时候，你感觉到自己肩膀上的两个点随着呼气落下来。这种放松舒适的感觉，随着你的呼吸，慢慢地蔓延到你的全身，一直到你的脚趾，你全身都越来越放松，越来越舒服了。

当你觉得自己足够放松的时候，我邀请你发挥想象力，在脑海里慢慢回放刚才的画面。想象中你将手举起来，双手双臂伸直平展开向右转动。继续尽情发挥你的想象力，想象你像一个厉害的卡通人物，或者想象你变成了电影中拥有超能力的橡胶人，你的身体特别是腰部变得非常柔软、有弹性，可以轻松地无限扭转很多圈。是的，只要你愿意，想象你柔软、灵活、有弹性的腰部可以任意扭转，这个感觉非常棒。想象出这个画面了吗？是的，记住这个美好的画面和这个奇妙的感觉，接着运用想象力，将你的身体转回来，轻轻地放下你想象中的双臂，慢慢睁开眼睛。

现在请你再试一下刚才做的那个动作，还是刚才的位置,其他都保持不变,双手侧平举,只转动腰部,往右旋转,看看会发生什么?

* * *

是的,你有没有感到很惊喜?

多年前在美国催眠大师尼克·莱佛士博士的催眠工作坊中做的这个小小体验,让我至今印象深刻,难以忘怀。在这个体验中,绝大多数的体验者轻轻松松就超过了第一次使出吃奶的力气才能到达的那个极限角度,七成左右的体验者往右旋转的极限位置比第一次增加了30度甚至更多。

在这短短的2分钟时间里大多数体验者突破了原来身体的极限,让腰变软了这么多。很多人觉得神奇而又难以置信,可变化却实实在在地发生且被直观地感觉到了。其实这并没有什么大不了,我们每个人都拥有这个奇妙的能力,平时只是无意识地在运用罢了。比如,当别人在跟你描述他吃的柠檬有多酸,咬一口新鲜柠檬然后汁水流进口腔酸得如何龇牙咧嘴的时候,虽然你并没有真的吃柠檬,理智上也明白自己没有吃柠檬,但是口水却不由自主地分泌出来。这就是生活中我们通过想象力,在无意识的情况下和潜意识做了一个沟通,并引起了身体上的变化和反应,而刚才那个扭腰的体验,也是有意识地和潜意识进行了一次沟通而已,原理是一样的。潜意识沟通在生活中无处不在,我们可以化被动为主动,有意识地和潜意识沟通,让自己的身材、身体乃至生活更好。

而在瘦身过程中,有意识地想象一些对我们有帮助的画面,是主动与我们的潜意识沟通的方式之一。催眠大师斯蒂芬·吉利根认为:身体就是潜意识。刚才一个简单的潜意识沟通,仅仅几分钟的时间,身体就给出了如此明显的回应,让腰部突破极限,变柔软了那么多。那么接下来跟随本书的引导和练习,试试看和我们的潜意识沟通,充分发挥潜意识的庞大力量,身体又会回报给我们什么样的惊喜呢?

我们来做一个实验,设定一个身心蜕变周期,期间你可以好好吃饭,随心运动,无须节食等任何需要强迫自己的行为,你只需做以下2件小事。

1. 认真读完这本书,用心去做书中简单的小练习。

2. 关于书中的冥想练习,我一一录制了音频,扫描封底的二维码,回复"好好吃饭"即可获取,你可以将冥想的音频作为中午、晚上睡觉时的催眠练习。

▼ 身心平衡状态扫描图

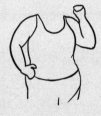

身心扫描问卷

欢迎你,即将和我一起开启神奇身心蜕变之旅!

我们在生活中会有这样的经验:健身之前,会做一个身体健康状态的评估;调整饮食之前,也会做一些饮食方面的功课。而通过调整潜意识的状态来达成瘦身的目的,首先要做的也是简单测评一下当前有关"瘦身"的身心状况,看一下你的"起点"在哪里,梳理一下你的意识和潜意识里的各种声音和动力,就从这里开始,我们出发吧!

你现在的内心感受是怎样的呢?是半信半疑,是充满期待,还是懵懵懂懂?我向你保证,这将是一次全新的生命体验,非常简单也非常轻松,你只需要带着好奇和勇气,跟随着自己的心,开启这趟神奇的旅程。

首先,请你用几分钟时间快速填写下面的问卷,凭自己的第一感觉就好,不需要反复思考和评判,脑海里浮现了什么就写下什么。

瘦身前身心扫描问卷

1. 姓名 [填空题] *

2. 年龄 [填空题]

3. 性别 [单选题]

 □ 女　　□ 男

4. 身高（cm）[填空题]

5. 体重（kg）[填空题]

6. 腰围（cm）[填空题]

7. 臀围（cm）[填空题]

8. 您是否处于下列特殊生理状况或者疾病状态？[多选题] *

 □ 怀孕　　　□ 哺乳　　　□ 糖尿病

 □ 高血压　　□ 高血脂　　□ 心脑血管疾病

 □ 肝脏/肾脏疾病　　　　　□ 骨骼/关节/肌肉疾病

 □ 肿瘤/血液病　　　　　　□ 身体慢性疼痛

 □ 其他（请写出来）＿＿＿＿＿＿　　□ 无

9. 您最近一个月内有无运动系统损伤（肌肉、骨骼、关节的拉伤、扭伤、骨折等）？[单选题] *

 □ 无　　　□ 有

10. 您认为您的总体健康状态如何？[单选题]*

　　□非常好　　　□比较好　　　□一般

　　□比较差　　　□非常差

11. 您是否正在使用减肥产品或者参与其他减肥项目？[单选题]*

　　□是　　　　　□否

12. 您在生活里是否有很大的压力？[单选题]*

　　□轻微　　　　□中度　　　□严重

　　□其他（请写出来）_____*

13. 您的压力来源是什么？[多选题]*

　　□工作　　　　□经济　　　　□婚姻（感情）　　　□孩子

　　□不满意自己　□其他（请写出来）_____*

14. 您的负面情绪状态如何？[单选题]*

　　□轻微　　　　□中度　　　□严重

　　□其他（请写出来）_____*

15. 您经常有的负面情绪是什么？[多选题]*

　　□愤怒　　　　□无奈　　　□失望　　　□不忿

　　□不满　　　　□悲哀　　　□伤感　　　□痛苦

　　□焦虑　　　　□担心　　　□惭愧　　　□后悔

　　□内疚　　　　□畏难　　　□妒忌　　　□憎恨

　　□讨厌　　　　□厌世　　　□忧愁　　　□绝望

□迷惘　　　□疲倦　　　□厌倦　　　□无力

□烦躁　　　□其他（请写出来）_____*

16. 您的负面情绪来源是什么？[多选题]*

□一些人对我不好　　　　□别人的不当说话行为

□不能控制的一些人或事　□事情不如我意

□期望的东西得不到　　　□别人不接受我

□无法赚更多钱　　　　　□不断努力但总无好结果

□其他（请写出来）_____*

17. 您处理负面情绪的方式是什么？[多选题]*

□发脾气　　□吵架　　　□购物

□憋着　　　□吃东西　　□喝酒

□摔东西　　□其他（请写出来）_____*

18. 您跟您父亲的关系如何？[单选题]*

□冷淡　　　□一般　　　□还可以　　□良好

19. 您跟您母亲的关系如何？[单选题]*

□冷淡　　　□一般　　　□还可以　　□良好

20. 您的朋友状况如何？[单选题]*

□很少　　　　　　　　□只有普通朋友

□有三五个好友　　　　□很多好朋友

21. 您的业余爱好情况如何？［单选题］*

□没有

□很少

□有一些，但没有是跟家人一起做的

□有一些，包括跟家人一起做的

□有很多

22. 请说明您阅读这本书的原因，以及期待达到的效果。［填空题］*

_____

23. 请您在纸上跟随您的第一感觉，完成以下几个问题：

想到"减肥"，您内心的感觉是怎样的？

_____

想到"减肥"，您脑海里闪现了什么样的画面，出现了什么人，听到了什么样的声音？

_____

您认为合理的身材或者体重是怎样的？瘦到什么程度，您会觉得满意？

_____

您为什么要减肥？理由是什么？

_____

发生什么,您会感觉自己已经瘦身成功了?

_____

发生什么,您会相信自己处于正在变瘦的过程中?

_____

对您来说,减肥成功,意味着什么?瘦下来的意义是什么呢?

_____

身心扫描问卷解析

你在填写这份问卷的时候,有什么发现吗?哪些感觉和情绪曾流经你的身体?在脑海里,你想起了什么事情或者画面呢?

我们通过几个案例分析,来初步感受一下在瘦身减肥这条路上常见的动力与逆向动力(阻力)。

案例一

我脑海中浮现的是在我小时候,我爸爸和他的兄弟姐妹因关系不和,爆发家庭纷争的场景。那时候我弟弟年纪小尚未成年,我自己又是女孩,而别人家的男孩子早已人高马大。我和我的家人在体格上处于劣势,那种被欺负的画面和感觉挥之不去。

·案例解析·

本案例中的女士,潜意识里呈现的是她儿时经历的冲突事件。她和弟弟年幼力薄,爸爸的身材也不够高大,体格上完全无法和人高马大的对立方抗衡，处于劣势，于是她渴望让自己变得强大。这个画面和感觉被深深地储存在她的心里，成为一颗小种子，虽然表面不被提起，但它默默地生根发芽、破土而出，她的身体也不断地回应着这个画面，最终她长成了比较胖、比较壮的样子。

这是一个比较经典的案例，案例中的女士因为创伤性事件而产生了逆向动力（意识认为瘦了好，潜意识却感觉胖了才好）。但我们需要注意的是，逆向动力的来源还有很多很多。

案例二

想起减肥，我脑海中浮现的是婆婆一个劲儿地说我吃得少，会身体不好，没力气……我好像很讨厌别人说我吃得少，所以会使劲吃东西，然后就会胃疼，觉得撑得难受。我感觉自己在某种程度上，也认同了"吃得少会没力气"这个观点。

·案例解析·

这个案例中当事人的逆向动力来自某种信念——吃得少身体就会不好。这个信念促使她很反感别人说她吃得少。为了"身体好"，她会使劲吃东西，甚至会吃到撑得胃疼的程度。而实际上，真的吃得越多，身体越好吗？类似"吃得少会生病""能吃是福"等这样一些看似理所当然，实则经不起推敲的观念，被统称为减肥的"限制性信念"，是我们减肥路上的另一股逆向动力。限制性信念的来源很多，有些来自本人的经历，也有些来自身边的朋友、家人。当我们的内心认同这样一些限制性信念时，无论理性上多么努力想瘦身，总会被这些信念拉扯回来。

~~~~~~~~~~~~~~~~~~~~~~~~~~~~~~~~

案例三

我一到下午四五点就想吃蛋糕、面包等零食，饭还照样吃。我有时候打算减肥，今天忍了不吃，明天忍了不吃，但后天就很难忍，很想吃零食。

·案例解析·

在这个案例中，我问当事人："你回忆下自己大概从什么时候开始出现这个习惯的？"她说："从两三年前开始，一到下午就想吃东西。"我继续问她："两三年前或者再往前一段时间，你遇到过什么特别的事吗？或者生活上有没有什么变化？"她说："我以前就是个挺不努力的人，每天只顾着吃喝玩乐。两三年前开始工作以后，身边的人都很优秀，这就影响了我，我觉得自己这么年轻，应该努力。但是我总做不好，做不好就焦虑，有一阵伴有特别严重的失眠。"当事人从无忧无虑的小姑娘，成长为开始承担工作压力和责任的大人。但是她不知道如何去排解希望自己做好、有时候又做不到的那种焦虑感，于是吃零食就成了她最便捷的缓解焦虑的途径之一。而且，吃东西只能暂时缓解焦虑，情绪或者压力等根本问题仍然存在。所以吃东西慢慢就成了一种习惯，每当出现焦虑感时，即使不饿，她也特别想吃东西。

很多人都知道"压力肥"这个说法，比如，很多当了妈妈的女性，虽然操劳辛苦，身材却越来越臃肿，这往往跟未能表达的情绪（如焦虑、紧张、担忧、愤怒、委屈等）有关，无论过去的情绪还是当下的情绪，都可能成为影响我们减肥的逆向动力。

案例四

我脑海里回响起我妈妈的声音，她对我说："减肥这件事得靠毅力，你得有恒心才行，做什么事都一样，你要是没有恒心，根本不可能减肥成功。"然后我就感觉很烦躁，压根就不想减肥了，什么都不想干了。

我还想到了姥爷，姥爷去世之前一直惦记着我不好好吃饭的事，那时候他已经说不出话了，但一直指着自己的嘴，告诉我要多吃点，多吃饭才能健康。

在写下这些的时候，我发现我内心很害怕瘦了之后身体虚弱，觉得瘦了会没力气，会不够强壮。有一次我做梦梦见自己瘦的时候扶着自行车颤抖，很虚弱，那个感觉让我很害怕。

其实我读书时有一段时间很瘦,很容易生病,总是去输液。后来,上了初三吃得多了才不总是生病了。我好像觉得吃得不好,就会生病,就会觉得自己很可怜,吃得好就会有幸福感。

我认为减肥成功这件事意味着我在意自己的身体,意味着我用更科学的方式对自己好,让自己更健康,意味着我是一个能自我管理的人。瘦下来的意义是身体更健康,精力更充沛,更有活力,更苗条漂亮,穿衣服更好看,不臃肿笨拙了,会给自己带来自信。

· 案例解析 ·

这位当事人的情况比较典型,关于减肥这件事,她的内在包含了多股正向动力和逆向动力,如图2-1所示。

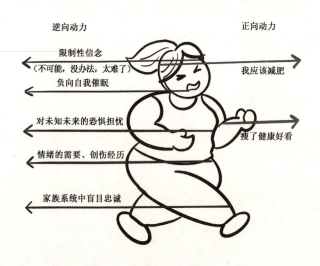

图 2-1 逆向动力与正向动力

正向动力1（想要的价值）：想通过瘦身成为一个身体更健康、精力更充沛、能够更好地进行自我管理的人。

正向动力2（想逃避的痛苦）：胖的时候臃肿、笨拙，穿衣服不好看，想避开这些痛苦。

逆向动力1（吃得多，代表着幸福感）：姥爷临终前对她的关心、爱和嘱托，是关于吃饭的。吃饭，代表着被爱，这也是为什么在后面的问题中她也谈到了：自己觉得吃得少很可怜，吃得好会有幸福感。

逆向动力2（"瘦了会虚弱"的限制性信念）：她内心很害怕瘦了之后身体虚弱，觉得瘦了会没力气，会不够强壮。有一次做梦梦见自己瘦的时候扶着自行车颤抖，很虚弱，这个感觉让她很害怕。上学时期某个阶段爱生病的经历，也印证了她的这个信念。

逆向动力3（妈妈的说教引发自己的叛逆心）：当她想减肥时，就会想起妈妈曾经对她说的话："减肥这件事得靠毅力，你得有恒心才行，做什么事都一样，你要是没有恒心，根本不可能减肥成功。"虽然妈妈出于热心和好意说了这些话，可是她一想起这些，却感觉很烦躁，突然不想减肥了，也什么都不想干了。

这就好比，你原本有意愿给孩子报一个兴趣班，于是你咨询了一下某个培训机构的销售人员，带孩子去上了一节体验课，你觉得不错,准备考虑之后再做决定。结果,这个销售人员开始隔三岔五地催你、问你、告诉你应该赶快报名、如何报名,你感觉如何?还想报名吗?

虽然在生活中我们不一定遇见类似的情况,但是,有多少人于头脑中正在自己对自己扮演着这位当事人妈妈和那个销售人员的双重角色?一方面,我们会想:"我怎么还没有开始瘦呢?我什么时候才能成功减肥20斤呢?唉!刚瘦一点怎么又胖回去了?都这么努力了,怎么还是没有效果?"另一方面,面对头脑的这些说教、指责,我们的身体此刻是什么感觉呢,情绪又是怎样的呢?有没有可能潜意识原本想按照自己的节奏慢慢瘦,却因为烦躁而适得其反,结果撂挑子不干了呢?

原来减肥,真的不仅仅是"管住嘴,迈开腿"这么简单的六个字所能概括和总结的。"管不住嘴,迈不开腿"的背后,竟有如此多动力和阻力在内心深处相互撕扯、纠缠、对抗、消耗。减肥路上,有多少人表面上没有瘦多少,甚至没有做什么,但内心已十分疲倦。

设想一下,一个晴朗的周末的场景。

小a今天想舒舒服服地宅家一天,于是就睡懒觉、吃薯片、追剧、看电影。

小b想度过有意义的一天,于是他出门健身运动,呼吸新鲜空气，找朋友聊天约会，甚至晚上又慢跑了5千米。

小c呢，他告诉自己应该度过积极有意义的一天，应该去健身、去运动、去社交，但是身体又动不了，于是他一直在纠结，无数次下决心却又拿着手机躺下去，拖到天都黑了，一天的时间过去了，他什么也没有做。

这里面最辛苦、感觉最累的是谁？不是忙忙碌碌一整天还跑了5千米的小b，而是躺了一天什么都没有做的小c。虽然他没动，但是大量的内心力量都被他用来自我对抗、纠结和消耗了，就像一边踩着油门，一边踩着刹车，没有效率却非常辛苦。

在减肥的路上，你是小a、小b还是小c呢？

看着文中的这些案例及解析，你脑海里有什么画面或者场景浮现而出吗？请尝试画一画你的"瘦身动力图"，看看你在瘦身路上，都有哪些正向动力和逆向动力？先不用考虑"如何解决"的问题，心理学上有句话叫作"看到就是疗愈的一半"，找到问题、面对问题，是化解问题的第一步。

关于瘦身，

您有哪些正向动力？ ⇌ 您有哪些逆向动力？

1. 您发现自己有哪些想当然的"观点"，阻碍您瘦身呢？
_____

2. 您觉得瘦身成功之后有坏处吗？那会是什么？
_____

3. 您曾经或经常有哪些情绪，会影响您瘦身呢？
_____

4. 您有与身材有关的创伤经历吗？
_____

5. 您家族当中，有人会影响您对减肥的感觉和看法吗？
_____

在后面的内容中，我会一一带领大家通过学习增加正向动力、减少甚至转化逆向动力的方法，来为大家的瘦身之旅保驾护航。

瘦身塑形约定

身心扫描问卷完成,我们这趟瘦身之旅就有了一个起点、一个定位,在瘦身地图上就知道了我们此刻所处的位置在哪里。接下来,我们需要把自己的瘦身目标书面化,而不是随口一说、喊喊口号就算了。思考和写下《瘦身塑形约定》中这几句话的过程,也是给潜意识传递信号,建立仪式感的过程。

所以,请你认真阅读下面这份《瘦身塑形约定》,并根据实际情况将空白处填写完整。(只要认真写就行,不需要考虑能否做到,做不到也没关系。)

瘦身塑形约定

目标： 到＿＿＿＿年＿＿月＿＿日，我将会成为一个瘦身塑形的成功者。

我愿意直面自己的内心，履行自己对自己的承诺。

现在我的体重是＿＿＿＿＿斤，结束时我的体重将会是＿＿＿＿＿斤。

我同意试试看书中提到的瘦身小妙招。

我承诺认真地完成书中的小体验、小作业。

- 每天我都会拿出5～10分钟的时间完成打卡，面对和梳理自己的身心。
- 每次在我想吃东西时，我会先喝一口水或者做点别的事情，并问我自己："我真的需要食物吗？我想吃是因为生理的需要，还是情绪心理的需要呢？"
- 每次在吃得差不多却不确定是否已经吃饱的情况下，我会站起来稍微干点别的事情，假如还想吃，就再回来吃；假如不想吃了，也尊重自己的想法。
- 我会在日历上的＿＿＿月＿＿＿＿日做一个记号，我对这个日期做一个承诺和期待，而且感觉非常好。

温馨提示：

这几点建议非常简单有效，但再简单也需要你自己去做、去做到，别人没有办法代替你。

所以若未能遵循以上建议，将会严重影响你达到目标的可能性。

签名：＿＿＿＿＿＿＿＿＿＿＿ 日期：＿＿＿年＿＿＿月＿＿＿日

冥想
——我准备瘦了（呼吸放松法）

*本部分内容配有音频，请扫描封底二维码，回复"好好吃饭"获取。

* * *

请你尽可能找一个安静的地方，让自己放松下来，或者盘腿坐在沙发上，把靠垫放在背后；或者双脚微开，双手自然垂放在身体的两侧；或者坐在椅子上，让自己的双脚踏在地面上，让自己的后背挺直。同时，在办公室也能进行冥想，只要你有时间，关上门就可以做。当然，你也可以选择躺着来进行，只是按照经验，躺着比较容易睡着。

首先请你看着你面前的墙壁，或者前方环境中的一个可以让目光聚焦的点，找到以后，让自己放松地看着它，保持呼吸平稳，让目光始终落在这个点上。你会发现，通过这个办法，你可以让自己纷乱的思绪很快平静下来，这个办法能让你尽快地进入冥想状态，一个安于当下，可以和潜意识沟通的状态。

只要你感觉自己足够放松了，你就可以慢慢闭上眼睛。当你一闭上眼睛时，你就会感觉自己更加放松了。然后把注意力完全放在你的呼吸上，深深地吸气，缓慢绵长地呼气，这种感觉非常舒服，你可以按照这样的呼吸方式感受两三分钟，也可以按照你的感觉，想做多久就做多久。

深深地吸气，然后慢慢地呼气。

你可以感觉到你身体里不断流动的气流。

随着吸气和呼气，你越来越平静，越来越放松。

吸气，然后呼气。

吸气，呼气。

随着吸气，你感觉新鲜的氧气进入你的鼻腔、胸腔，然后进入你的每一个细胞中。

每一次吸气，你都会感觉自己带来了更多的力量、能量，你会更加放松、平静。

这些积极的、正向的能量，像氧气一样，通过呼吸进入你的身体，然后随着血液循环扩散到你的头部、脖子、肩颈、后背、腹部、大腿、膝盖、小腿直到你的每一个脚趾。

在呼气时，你会感觉自己肩膀上的两个点随着呼气落下来。

你感觉自己随着呼气释放了体内产生的二氧化碳。

同时你内在的压力、紧张、焦虑，也随着一次次呼气，释放了出去。

是的，呼气，呼出去你的疲惫、紧张、焦虑。

吸气，吸进来更多的氧气、能量，你会更加自在、平静、放松。

再次深深地吸气,伴随吸气,让更多的能量进来。

再次慢慢地呼气,将身体里剩余的疲惫、紧张等都呼出去。

你感觉非常非常放松,非常非常舒服。

你可以继续循环进行,直到你觉得可以了。

⋯⋯⋯⋯

* * *

做了这个小练习之后,你感觉怎样?原来放松、愉悦如此简单,哪怕就是几分钟,你也有办法让自己的身体和心灵获得放松与平静,让压力烟消云散。这个呼吸放松的练习非常重要,它是我们每次有意识地与自己的潜意识沟通的"敲门砖",也是我们后面多种自我瘦身催眠练习的准备工作,还可以激发身体中内啡肽的分泌。如果你有需要,随时都可以做起来。

轻盈生活小妙招

瘦身是很简单、好玩的一件事,有时候你只需要跟潜意识玩一个小小的游戏。

你无须刻意控制饮食,只需要做这样一个小小的调整:从现在开始,把家里你吃饭的餐具,换成小一号的碗,或者那种分格的餐盘。只要换成小号的餐具,你可以想吃多少就吃多少。比如,一碗不够的话,你可以再盛一次,两次,甚至多次,直到你觉得可以了。在实验中,几乎每个人都会惊讶地发现,自己的"食量"在不知不觉中,最少减少了三分之一。

如果你愿意尝试更进一步,你可以改变家里存放零食的位置,让它不再像电视的遥控器一样尽在眼下,随手可得,而是放到高高的柜子的深处。你还可以将原本被束之高阁的运动装备拿出来挂在家门口最触手可及的地方。人们倾向于追求轻松、简单、舒适的感觉,讨厌麻烦的感觉。所以为你不应该做的事情增加"麻烦感",为你应该做的事情减少"麻烦感",是有趣又有效地改变生活习惯的小妙招。

▼

提升内心动力篇

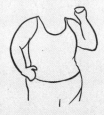
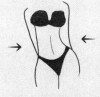

动力
启动潜意识的意愿

能够长期影响我们行为活动、思考方式、生活状态的，不是所谓"应该、必须"去遵守的正确规则，而是潜意识的意愿，也就是潜意识里愿意干活儿的干劲、强度，这是我们内在巨大的驱动力来源。对此，研究动机心理学的心理学家约翰·威廉·阿特金森用一个数学公式来计算一个人做某件事的干劲、强度（成就动机理论）：

干劲的强度＝①达成动机 × ②目标的魅力 × ③主观成功概率

①达成动机

达成动机 = 想要成功的心情 - 如果失败就会沮丧的心情。

例如，想要"瘦20斤"的心情如果是100分，"焦虑烦躁"的心情是80分，那么"达成动机"的得分就是20分。如果想要"瘦20斤"的心情是100分，瘦身失败内心无法接受的"挫败沮丧感"是100分,那么"达成动机"的得分就是0分。

你的分数是:

这也是为什么目标会给我们动力,可是过度执着于目标的结果,也就是做事的企图心、得失心太重,反而会大大降低成功的可能性。

②**目标的魅力**

假如目标达成,你会获得多少满足感、自豪感?也就是根据自己的感觉,用0到100来表示满足、自豪的程度,这就是目标的魅力值。

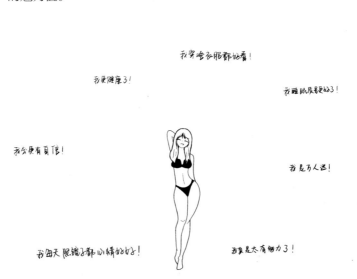

你的分数是：

---

③主观成功概率

根据自己的感觉为自己的瘦身目标打个分，这个分数就是"主观成功概率"。假如有人觉得"我3个月内瘦到100斤"是绝对不可能的事情，那这件事的主观成功概率得分就是0分。

你的分数是：

最后，套入公式，将这三个数值相乘，得出的结果就是你对于这件事的"干劲的强度"。

值得注意的是，这三个分数都是非常主观的，完全取决于你自己的思维、心智、情绪和心理状态。其受到减肥能量场的影响，与有效目标的制定有关，还会受到相关信念的影响。三个分数都非常重要，若其中有任何一个分数偏低，那么最后的得分都不会太高。在后面的内容中，我们会分别调整上述影响潜意识干劲的三个因素，唤醒瘦身热情，提升关于干劲的分数，为你的瘦身之旅提供源源不断的原动力。

减肥的能量场
——你为什么出发

前面填写的身心问卷其实已经反映了每个人想减肥的深层次原因,不同的初心和意愿,决定了减肥过程中每个人都会产生不同的能量场。

案例一

想到减肥,我脑海中浮现的是小时候因为胖而被嘲笑的画面。那是在幼儿园的毕业典礼上,全班的小朋友都上舞台跳舞,只有我,呆呆地、笨拙地站在舞台旁边黑乎乎的角落里。因为老师说我太胖了,不让我上台。我减肥是为了不再因肥胖而被人歧视、笑话。

案例二

提到减肥我想到的是小学时,有男同学给我取外号,叫我"五猪王",现在那些嘲讽我的声音好像还在耳边回响。我想减肥,因为我不想再体验这种在人前不自信、很自卑失落的感觉了。

减肥的能量场通常有三种。

(1)觉得这个世界不安全,胖的人是被嫌弃的,只有瘦子才有资格生存下来。——这是出于恐惧,是一种想逃离、求生存的状态。

(2)认为自己不够美好,如果是胖的、松弛的,那么就是不值得被爱的;如果更瘦、更美,就可以得到更多赞美和喜爱,才值得被爱。——这是出于爱之匮乏和自信不足。

(3)觉得身材更轻盈是一种非常好的感觉,如果瘦身塑形成功,那么自己的生活会更精彩、更多样化,自己的人生体验会更丰富、好玩。——这是出于内心的丰足自信。

奥地利著名心理学家弗洛伊德有个观点:"一个人做一件事,不是为了得到一些乐趣,便是为了避开一些痛苦。"

其实减肥不仅仅是单纯的身材管理,它通常被赋予各种各样的意义,每个人都有所不同。有的人是因为身材焦虑,减肥是为了躲避被嘲笑、自卑的痛苦;有的人是为了求得认同、证明自己,希望自己值得被爱;还有的人是为了让自己的生命体验更丰富美好。

相信很多人都听过"胡萝卜和大棒"的故事。如果你想让一头驴往前走，但驴不配合，那么你该怎么办？最容易想到的一种方案是拿一根大棒，使劲抽，不信驴还不走。"不瘦，就没有资格活得幸福快乐，不瘦，就不值得被爱……胖会被人嘲笑……胖子不可能幸福……"这些对自己的威胁，以及威胁背后的恐惧，就是每天自己追打自己的大棒。大棒在短期内的确是有作用的，但后遗症也很严重。

1. 无法长久

一个人因为恐惧肥胖要减肥，要逃离让他感到危险的"胖"。出于生存的本能，他会有强大的动力、决心和意志力。他会常常对自己喊出很坚决的口号："要么瘦，要么……""不瘦多少斤，不……"，并会在短期内竭尽所能、克服艰难险阻，通过严格控制饮食等方法让自己瘦下来，实现目标。但是实现了目标之后，恐惧就消失了，动力也就消失了，没有大棒追打的驴哪里还会继续前行？于是，同样出于生存的本能，他会在稍微可以放松一点的时候产生特别想大吃大喝的念头，为自己补充之前所匮乏的食物，储备脂肪让自己"胖回去"。从此，他便一直在生存恐惧的边缘徘徊挣扎，就好像一个在瀑布的悬崖边拼命游泳的人，一松懈就会掉下去。

2. 没有创造力

"恐惧"是我们赖以生存的重要感觉。几千年前,当我们的祖先在遇到凶猛的野兽时;现代社会,当我们在马路上遇到刹车失灵的汽车时,恐惧这种感觉都会让我们不需要经过大脑皮层的分析思考,就可以本能地做出反应:拔腿就跑!于是我们得以在危险重重的环境中生存下来。

但是,恐惧并不总是有利的,比如,当我们在公共场合演讲时,无论在台下你准备得多么充分,假如站上台的那一刻你陷入了恐慌,那么你也会想逃跑,恨不得找个地缝钻进去。这就很令人懊恼、尴尬了。对某些事物过度恐惧,会令人丧失创造力和体验快乐生活的能力。

3. 会很辛苦

动物,包括人,在感到恐惧的时候,除了逃跑,还有另一个本能反应:对抗、战斗,这同样是为了生存。一个原始人在草原上遇到了狮子,假如他跑不过狮子,会怎样呢?会拼尽全力与狮子搏斗。我曾经遇到过很多减肥人士,不提"减肥"还好,一提"减肥",就立刻控制不住地疯狂想吃东西。这是过往的减肥经历(节食)让潜意识产生了对饥饿的恐惧感、对食物的匮乏感,于是潜意识会本能地与之对抗。这时候一边想吃东西,一边极力控制自己不能吃,内心会十分纠结,这如同一边踩油门,一边踩刹车,十分辛苦。在我第一次带领100人左右的瘦身蜕变营时,微信群刚一建立,场面就"失控"了,满屏都是呼喊声:"我想吃汉堡!我想吃小龙虾!好馋麻辣烫啊!我很想大吃一顿……"感觉好像误入了美食群。出现这种现象的原因是,大家出于对之前减肥经历的判断,以为在接下来的日子里,他们就不能随心所欲地吃东西了,会节食、会挨饿。这种担心的出现,让潜意识立刻做出相应的对抗反应:"好饿!好馋!好想吃东西!"这就是对自己挥舞"大棒"的负面效果,哪里有"压迫",哪里就有"反抗"。当时在场面失控的群里,助理也慌了,打电话问我怎么办,我让她回复了一句话:"你们想吃什么随时都可以吃,甚至可以吃非常非常多的东西,比如,喜欢吃汉堡的人,我们要求你在未来减肥期间,可以每天吃,顿顿吃,并且每顿至少吃3个以上,而且必须全部吃完。"助理感到不可思议,但还是将这段话发到群里。这时候奇妙的事情发生了:刚才还疯狂想吃汉堡的当事人说,突然感觉好油腻,立刻不想吃了。因为匮乏的恐惧感消失了,于是潜意识中对抗的逆向动力也消失了。所以说凡是需要饿肚子的减肥都格外辛苦,匮乏和恐惧会促使我们失去理性,从而想去吃原本不需要的食物,就好像我们常会被商家的饥饿营销所支配,购买自己原本不需要的商品一样。

如果不对自己挥舞"大棒",那么还有其他方式让减肥更有动力、更轻松有效吗?答案是肯定的。还是回到那头驴的故事,大家都知道,如果想让驴前进,那么还有人会在驴头上绑一根小棍子,棍子前面放上胡萝卜,驴想要吃胡萝卜,自然而然就前进了。

故事里的驴和我们的潜意识不谋而合。你知道自己的潜意识想要的"胡萝卜"是什么吗?这个"胡萝卜"就是"价值",每个人在意的价值都不一样,男人和女人,成人和孩子,甚至同一个人在不同的人生阶段所在意的价值都不一样。

日本有一部根据真实事件改编的电影《垫底辣妹》。就读于名古屋某女子高中的工藤沙耶加是一个打扮入时、甜美可爱的时尚女孩,她每日浓妆艳抹,和朋友们昏天黑地地玩耍,对于学习不上心,所以学习成绩总排在全年级倒数第一名。沙耶加自暴自弃,觉得自己很笨,有一搭无一搭地浪费着绝不能重来的宝贵青春。沙耶加严厉的父亲、爱她的母亲还有挑剔的学校老师跟她讲了所有道理,她都不为所动,直到她遇见补习班的坪田老师。坪田老师的短短几句话,就让一直自暴自弃的沙耶加燃起了考庆应大学的动力。

你一定很好奇,那究竟是怎样神奇的沟通话术呢?其实坪田老师并没有告诉她"你要好好学习,将来才能有好的工作",或者"唯有考上大学,才能有个美好的未来""不学习,对不起你的父母"这样看起来无比正确的观点。而是在看到沙耶加染了金色的卷发，化着浓浓的妆，戴着耳环、脐环，穿着火辣超短裙的样子后，感叹她对时尚的在意和追求，继而告诉她："庆应大学可是帅哥云集哦。"听到这句话的叛逆女孩眼睛都亮了，为了"帅哥"她决定好好学习，考取号称"亚洲第一私立学府"的庆应大学，并真的以此为起点，克服了重重困难，最终逆袭成功。

是不是很意外？对于这个高中一直垫底的女孩而言，前途、工作都不是她在意的价值，"帅哥"才是她当时潜意识最在意的"胡萝卜"。所以，最在意的价值，是我们潜意识里最大的动力来源之一，可以为我们源源不断地提供能量。可惜的是，很多人并不了解自己真正在意的价值是什么，不知道自己的"胡萝卜"是什么样子的。这就好比我们拥有了一辆性能非常好的赛车，却停在了起点。我们想让它往前快速飞驰，但使用的却是用绳子拉、用手推等非常辛苦、低效甚至危险的方式，我们把自己折腾得够呛，但赛车纹丝不动，前进得非常费劲，甚至还有可能发生往后打滑的情况。

那么，请你静下心来，再次思考这个问题：

你减肥到底是为了什么呢？瘦身成功，对你来讲意味着什么呢？

如果你还是迷迷糊糊想不清楚，也许下面几个问题，可以帮助你梳理一下自己的内心。

首先请你做几个深呼吸,让自己安静下来,感受每一次呼气、吸气的感觉,从头到脚,你开始放松下来。带着这份放松的感觉,邀请自己的潜意识和自己进行沟通,在接下来的问题中反问自己,找到自己潜意识真正在意的价值,让你的人生更加幸福、快乐、成功、满足。

在你准备好了之后,请你跟随自己的感觉将以下几个问题的答案写下来。

1. 从小到大,你能回想起来的最开心的3次(或以上)经历有哪些?

―――――――――――――――――――――――

2. 你觉得让你感觉自在放松的情境有哪些?

―――――――――――――――――――――――

3. 当你拥有属于自己一个人的时间时,你最想做什么?你觉得快乐的事情是什么?什么可以给你带来快乐?

―――――――――――――――――――――――

4. 假如你买彩票中了超级大奖,足够你花到下辈子,无须再为生计发愁,领到奖金后,你最想去的地方是哪里?你最想做的3件事是什么?

―――――――――――――――――――――――

盘点好处清单
——为你的瘦身之旅"加满油"

我们站在一个地方，但这个地方不是我们想停留之处，我们想开车离开这里，去一个令自己舒服的地方。决定出发后，我们要做的第一件事是，检查汽车油箱是否已经加满了油，动力是否足够支持我们到达目的地。同样，假如你现在的身材不理想，你想要一个轻盈的自己，那出发前，你是否帮你的心灵油箱也加过油了呢？心灵油箱也就是内心深处潜意识真正在意的价值，它影响着目标的魅力数值。

什么是价值？价值是事情的意义和一个人在做事时获得的满足感。(在这件事情里什么最重要？这件事情可以给我带来些什么，或者凭这件事情我可以得到些什么？)潜意识在意的价值不一定就是有形的物质价值，还有可能是新奇、有趣、能获得肯定、能帮助别人、有成就感等无形的情绪价值。价值是一个人做与不做某件事情的原因之一，是一个人对某件事情热情与否的关键;而热情,是持续行动的巨大原动力。

让我们举个"脑洞大开"的例子,来感受一下价值对自己的影响。假设我现在有一项工作需要你完成,利用周末两天的时间可以做完。请你依次看看下面的假设性情境和提问,分别勾选回答,想想自己是否愿意接受这份工作。

1. 请你去把一栋5层办公楼里所有的马桶刷干净,报酬是100元。你愿意吗?

   □愿意　　　□不愿意　　　□考虑一下

2. 请你去把一栋5层办公楼里所有的马桶刷干净,我中彩票了,我愿意付报酬10万元。你愿意吗?

   □愿意　　　□不愿意　　　□考虑一下

3. 请你去把一栋5层办公楼里所有的马桶刷干净,没有任何报酬,但是这栋楼即将改建成一所救助儿童的福利院,需要大量义工帮忙,来给孩子创造一个干净卫生的环境。你愿意吗?

   □愿意　　　□不愿意　　　□考虑一下

你分别做了什么选择呢?我曾经在两千人的直播间提问,在第一个假设性情境中，没有一个人表示愿意去刷马桶；在第二个假设性情境中，有差不多三分之一的参与者表示愿意；在第三个假设性情境中，有一半以上的参与者表示愿意，并且非常开心。

最后我又增添了一个假设性情境，并进行提问：

4. 请你去把一栋5层办公楼里所有的马桶刷干净，没有任何报酬。但是我是一个奇怪的绑匪，我事先把你的孩子全部都绑架在这里，你打扫干净这些马桶后，我才把孩子还给你。你愿意吗？
□愿意　　　□不愿意　　　□考虑一下

结果，不管在前三个假设性情境中他们做出了何种选择，到第四个假设性情境的时候，他们都忙不迭地说："愿意！我去刷！"

同样的一件事：刷5层楼的马桶，因不同的假设性情境中所提供的价值不同，所以每个人做出的选择也不尽相同。

在假设性情境1中正面价值太小（100元），负面价值太大（又脏又累）。

假设性情境2中提供的正面价值是足够多的金钱，丰厚的物质回报是很多人工作的动力，但同样也有相当一部分人并没有在这个假设中选择愿意选项。

假设性情境3中提供的是有成就感、有意义等无形价值。很多人在金钱面前不为所动,但是在这个假设性情境中,即使没有一分钱的报酬,他们也干得很开心。在这个假设性情境中选择愿意选项的人,潜意识非常在乎有意义、有成就感、能帮助人等价值。

假设性情境 4 中提供的是负面价值:恐惧。用绑匪威胁的方式来激发恐惧、促使你做事,这和推动驴的大棒一样,只在短期有效。一旦恐惧和威胁消失,动力也会随即消失,孩子救回来了,你也就不可能再去刷马桶了。

我们平常是如何对待自己(包括我们的家人)的呢?你习惯用哪一种方式来和自己沟通,促使自己做事呢?每个人在意的价值和价值排序都是不同的,同一个人在不同的时期在意的价值也是不断变化的。你了解自己当下潜意识中真正在意的价值有哪些吗?如何才能利用自己在意的价值,为自己的瘦身之旅加满油,让自己拥有热情和持续的动力呢?

上面的假设性脑洞题,只是粗略地让你看到自己潜意识中对于不同价值的不同感觉,而实际上人是很复杂的,每个人在意的价值也都有很大差异。而上一小节最后的四个问题,能够比较直观地体现目前你最在意的价值有哪些。将这些价值找到,并且与瘦身、塑形这件事关联起来,你就可以获得潜意识源源不断的动力支持。

我从收到的问卷反馈中选了几个比较有代表性的案例供大家参考。

> 案例一

1. 从小到大,你能回想起来的最开心的3次(或以上)经历有哪些?

(1) 10岁左右,爸爸带我去游乐园玩;

(2) 30岁生日,我妈妈偷偷帮我办生日会;

(3) 在我家大儿子4岁时,带他去日本迪士尼玩;

(4) 看着家里2个孩子一起玩的时候。

2. 你觉得让你感觉自在放松的情境有哪些?

(1) 在段老师的心理工作坊上;

(2) 在洗碗、洗衣服的时候;

(3) 在做产后康复或者按摩的时候。

3. 当你拥有属于自己一个人的时间时,你最想做什么?你觉得快乐的事情是什么?什么可以给你带来快乐?

(1) 追剧,和妈妈打电话聊天;

(2) 跟妈妈和孩子们一起吃饭;

(3) 家人平安健康。

4. 假如你买彩票中了超级大奖,足够你花到下辈子,无须再为生计发愁,领到奖金后,你最想去的地方是哪里?你最想做的3件事是什么?

(1) 带着妈妈和老公、孩子们去日本北海道玩;

(2) 给我妈妈100万元,让她买想买的任何东西,不够再给;

(3) 给妈妈买栋大别墅;

(4) 捐出一部分奖金。

·案例解析· （对当事人的回应）

填写这份问卷的女士，你的人缘一定相当好。在这些问题中，你感到快乐、轻松、自在的时刻，大部分是与"人"有关的。家人、朋友、孩子们，甚至是充满互动的各种课程。你喜欢跟人互动与沟通，也享受为别人付出、能够给别人带来快乐的成就感。并且你很在意的妈妈，应该也是一位人际关系达人，和你一样善于给人制造快乐与惊喜。甚至在你的感染下，你先生和孩子的性格也可能是人见人爱，家庭氛围非常好。

而多种多样的运动，就是最便捷地制造快乐与惊喜的方式之一。你可以发挥你的创意，设计一些妈妈、老公、孩子和朋友都可以参与，甚至大家相互比赛的活动。每天你追我赶，不但自己轻松瘦身，而且能够大大提高亲子陪伴及沟通的质量，更能够引领家人、朋友健康快乐地生活，你感觉如何？

案例二

1. 从小到大,你能回想起来的最开心的3次(或以上)经历有哪些?

(1)考上大学、研究生;

(2)较早买了房,有个安定的住所;

(3)促进自我成长的学习。

2. 你觉得让你感觉自在放松的情境有哪些?

(1)当自己一个人在家时;

(2)当自己一个人安静工作时。

3. 当你拥有属于自己一个人的时间时,你最想做什么?你觉得快乐的事情是什么?什么可以给你带来快乐?

(1)听课、看书、打扫卫生,悠闲地做任何事;

(2)老公无条件支持我学习;

(3)妈妈的肯定、老公的支持、自己赚大钱。

4. 假如你买彩票中了超级大奖,足够你花到下辈子,无须再为生计发愁,领到奖金后,你最想去的地方是哪里?你最想做的3件事是什么?

(1)辞职,去上我感兴趣的课,带孩子们去旅游;

(2)带动全家人健康饮食、锻炼身体;

(3)清理一下自己的内在情绪;

(4)做个单纯上课的老师。

· **案例解析** ·（对当事人的回应）

你是一位学习力非常强的现代女性。学习,对于大多数人来说都是一件比较枯燥的事情,但是对于你而言,却是最大的享受。你在一个人独处时,最喜欢的仍然是看书、听课等。你最期待的是,家人对你学习的肯定和支持。并且在你的成长经历中,学习给你带来过切实的好处,你通过学习和获得学历,实现了很多重要的人生目标,学习给你带来的体验和感觉非常好。

所以,去运动吧,让你的身体灵活有力!去健康饮食、配合自我暗示吧,让你的身体更加健美、健康!如此一来,家人、朋友等所有见到你的人,都将惊讶于你年轻的体态与心态,乐于向你请教保养秘诀,乐意拜你为师。让自己成为他们身边可以看得见、摸得着的心动榜样吧!你感觉开不开心呢?想不想立刻行动呢?

案例三

1. 从小到大，你能回想起来的最开心的 3 次（或以上）经历有哪些？

（1）我想不起来，好像没有特别开心的经历。

（2）如果一定要说，那么我想起的竟然是小时候有一次我爸胃出血，被救护车拉走送去医院。因为是晚上，妈妈跟去医院了。我一个人在家里躺在床上看电视，有一瞬间特别开心和放松，但是之后立刻就觉得自己怎么这么没良心，爸爸都去医院了怎么还能开心？可是那个瞬间特别难忘，到现在我还记得清清楚楚。

2. 你觉得让你感觉自在放松的情境有哪些？

（1）一个人待在家里最放松，可以做任何自己喜欢做的事情，可以追剧、打扫卫生、整理房间；

（2）老公不在家的时候，家里气氛也很轻松。

3. 当你拥有属于自己一个人的时间时，你最想做什么？你觉得快乐的事情是什么？什么可以给你带来快乐？

（1）当我拥有属于自己一个人的时间时，我最想做的就是找个钟点工和我一起把家里彻底打扫一遍，把老公买的那些没用的东西统统扔掉，只留下常用的东西；

（2）我觉得快乐的事情就是做自己喜欢的事情，不干涉别人也不被人干涉；

（3）亲情、金钱都可以给我带来快乐，我想换车、换大房子。

4. 假如你买彩票中了超级大奖，足够你花到下辈子，无须再为生计发愁，领到奖金后，你最想去的地方是哪里？你最想做的3件事是什么？

（1）我最想去的地方是老家，把老家的房子翻新一遍，给爸爸妈妈家里装上暖气，这样每次过年回家的时候就可以多待几天了；

（2）我还要和老公一起出去旅游，先去西安吃正宗的凉皮和肉夹馍，再体验国内和国外不同的风土人情；

（3）给自己买辆白色奥迪A6，再买辆房车，买一套带院子的别墅，没有院墙，门前是大草坪。

所以，我的开心、快乐是被压抑了吗？

·案例解析·（对当事人的回应）

我看到的是，你特别需要偶尔的独处时间。高质量的独处时间像你的充电站，只需要一点点就好，充满电你就可以投入到享受亲情、努力工作、吃喝玩乐中去了。你有能力很好地应对人生中很多世俗的琐事，同时你也非常需要让心灵自由放松的空间。也许你可以试试看，十分钟也好，一小时也罢，把每天的运动时间设置为完全属于自己的"独处能量补给站"。无论独自在林荫小路上散步，还是旁若无人地在健身房挥洒汗水，都会为你的生活注入源源不断的轻盈的能量。你觉得如何？

案例四

1. 从小到大，你能回想起来的最开心的3次（或以上）经历有哪些？

想不起来，想了好久也没有想到刻骨铭心的令人开心的事情。

2. 你觉得让你感觉自在放松的情境有哪些？

自己独处时，比如，周六、周日或没人打扰的晚上，坐在阳台上品一壶茶，刷着短视频、看着电视剧，或者看着阳台上自己喜欢的花草。

3. 当你拥有属于自己一个人的时间时，你最想做什么？你觉得快乐的事情是什么？什么可以给你带来快乐？

（1）自己去旅行；

（2）看着电视、喝着红酒；

(3)买很多漂亮的、喜欢的衣服。

4. 假如你买彩票中了超级大奖,足够你花到下辈子,无须再为生计发愁,领到奖金后,你最想去地方是哪里?你最想做的3件事是什么?

(1)想去世界上所有著名的旅行地点旅游;

(2)买一个自己喜欢的大房子,养花、养狗;

(3)离婚,因为觉得自己过最好,无拘无束、自由自在;

(4)解决爸爸的买房问题。

· 案例解析 · (对当事人的回应)

你在意的价值有:视觉上好看、味觉上好喝、感觉上自由。

好看:你喜欢好看的花花草草,喜欢刷短视频或者看电视等视觉体验,喜欢漂亮的衣服,喜欢旅行、欣赏美丽的景色……你的颜值和审美应该非常在线,你喜欢养眼、美好的事物。假如你本身就是一道美丽的风景线,那在家照镜子对你而言就是触手可及的幸福源泉。而且你运动的场所,不要选在看上去没有美感的一般场所,而是要为自己选择或者打造一个舒适、颜值高的环境。比如,鲜花盛开的湖边小路,装修布置令你很喜欢的健身房或者瑜伽馆等运动场所,这些地方会让你乐在其中,运动反倒成为一种附加的享受，无须刻意。

好喝：品茶、喝红酒，都是你的放松时刻，很多人在情绪低落（或者兴奋）的时候会不自觉用"吃东西"来表达情绪，而你拥有一个更好的选择：品一壶好茶，来一点点红酒，无论是安抚还是庆祝。

自由：每个人心里都有对自由的无限渴望和追求，这体现在不同的维度。例如，时间自由、婚姻自由、财务自由、美食自由等。我也是一个非常渴望自由的人，特别是时间自由，我爱睡懒觉，不喜欢被人催着、盯着做事。现在回头看看，我从大学毕业以后从事的工作有编辑、记者、淘宝店主、自媒体工作、心理工作者等，这些工作赚钱不一定多，但是有一个最大的共同点就是时间自由！这是在我潜意识里面比财务自由还要重要的价值。

我还有一个酷爱聚会、烧烤、喝酒的朋友，他一周至少有5天都会和朋友或客户吃吃喝喝到半夜，但很奇怪的是，他身材保持得特别好，一点都不像中年男人，甚至六块腹肌都隐约可见。后来我了解到他竟然每天都去健身，我便十分不解，按理说看重身材的人，不是也应该同样注重饮食吗？自律健身和深夜烧烤喝酒，这两个看似完全矛盾的生活习惯是如何和谐地出现在一个人的日常生活中的呢？他理直气壮地回答我："我健身就是为了有一个好身体，这样就可以长长久久、安安心心地喝酒吃肉了!"这逻辑真是与众不同!多少人认为,"爱吃"是自己减肥路上的绊脚石,殊不知即使是狂热的美食爱好者,也可以这么巧妙地将对美食的热爱转换为健身瘦身的动力!

通过以上案例,我们看到,世界上没有两个人对同一件事有完全相同的价值观。有人的价值方向是竞争型(喜欢竞争及赢了的成就感),有人是安逸享受型(想要舒适安定的生活),也有人是利他型(想做让他人开心的事,帮助别人,获得肯定),等等。我们常常会花很多心思去揣摩别人的价值方向,比如,领导喜欢被拍马屁,还是喜欢务实肯干?客户在意的是价格低廉,是稀缺品质,还是性价比?然而,我们很少有同样的耐心揣摩、思考自己潜意识里在意的价值有哪些。如果我们有清晰的价值观和价值排序,那么在生活中处理事情和做出决定时会爽快和轻松得多。

现在请你再停下来想一想,你的瘦身目标是什么?(请写在下面。)

_____

_____

_____

_____

假如你实现了你的瘦身目标,你会获得哪些好处?请你在下面列出瘦身成功的"好处清单"。(注意:无论如何也要填写至少 33 个好处,好处不分大小,也不用考虑能否真正实现,只要你想到了,再天马行空也可以将它写在下面。写好处清单的过程,就是提升目标魅力值的过程。如果一次写不完,可以后面想到了再不断补充。你也可以邀请身边的好友讨论,或者加入我们的社群,参照大家的好处清单,找找灵感。)

好处清单

假如你实现了瘦身目标,你会得到什么好处?会有哪些收获?它对你的整个人生会有什么样的意义?你的生活会因此发生什么样的改变?

1. _____
2. _____
3. _____
4. _____
5. _____
6. _____
7. _____

8. _____
9. _____
10. _____
11. _____
12. _____
13. _____
14. _____
15. _____
16. _____
17. _____
18. _____
19. _____
20. _____
21. _____
22. _____
23. _____
24. _____
25. _____
26. _____
27. _____

28. _____

29. _____

30. _____

31. _____

32. _____

33. _____

（还可以写更多！）

写完这份清单，再回头看一遍，此时你的身体和情绪感觉是怎样的？

将它们简单写下来：

制定真正有效的瘦身目标
——为你的瘦身之旅输入"目的地"

> 如果你不知道要去哪里,那么你永远不会到达。
>
> ——《绿野仙踪》

说到目标,我想起一件有趣的事情。有一次我和一位朋友住在杭州的一家酒店,回程的机票是晚上11点的,但是我们下午2点就需要退房了。我们俩拉着行李箱从酒店出来上了一辆出租车,司机师傅问我们:"你们要去哪里?"

我和朋友面面相觑,刚才走得匆匆忙忙,还没有想过这个问题。

朋友说:"不在酒店待着了,您先往前开着吧,我们想想。"

司机师傅懵着往前开了几百米,又问:"你们到底要去哪里?"

我说:"反正不去机场,现在去太早了。"

朋友:"对,不去机场,也不去商场,没意思。"

司机更懵了，放慢了车速，甚至想靠路边停下来。

我说："去一个风景好的地方吧！"

司机师傅问："什么风景好的地方？西湖，西溪湿地还是钱塘江？"

我说："哎呀，这些我都去过了。"

这时候司机师傅已经快要抓狂了，完全不知道要往哪里开。我和朋友也不好意思地挠头笑笑，实在想不出要去哪里玩，最后还是提前好几个小时去了机场待着。

这是一段听起来很好笑的经历，好像很少有人像我们这么傻，打了车，又不知道或没想好自己想去哪里，就只管出发，搞得司机师傅完全懵掉。但是，现在请你回头看看，你在问卷中填写的第22题：请说明您阅读这本书的原因，以及期待达到的效果。

你是如何填写的呢？我曾经让200多位试图减肥的女士填写这份问卷，这一题有80%的人填写的是类似以下这样的回答：

"想减肥，我不想再这么胖了。"

"想瘦。"

"希望变得更美。"

这些回答，跟我在打车的时候和司机师傅说"我不想在酒店，也不想去机场""先开着吧""我想去个风景好的地方"有没有异曲同工之妙？在身材管理这件事上，潜意识就是我们内在的"司机"，它加了满满一箱油，它拥有厉害的驾驶技术，车的性能也非常棒。可如果我们无法和它沟通好清晰、明确的目的地，那它空有一身本领也无处施展，甚至还有可能听错指令，拉我们去往其他的地方，或者不知所措直接靠边停车，罢工了。

有效的目标就像在导航上输入一个精准目的地，是引领一个人走向未来的明确方向。能够为自己设置有效目标的人可以充分调动自己的潜能，不会被问题困住，能更高效、更灵活地成为自己想成为的样子。所以现在很有必要为潜意识设置一个清晰、明确且有效的目的地。

怎样才算是一个清晰有效的、潜意识支持的瘦身目标呢？

如何让"梦想"照进"现实"呢？

请你拿出笔，在下面再次认真、用心地写出你的瘦身目标，这份仪式感非常重要，用手写字会调动你更多的感官，让潜意识更有印象：

现在我们来看一下你的瘦身目标是否是一个有效的目标，能否指引你的潜意识去往你想去的目的地。

NLP大师李中莹老师将潜意识愿意支持的有效目标，提炼为以下7个要素，你可以将上面自己写下的瘦身目标和这7个要素一一对照一下。

1. 用正面词语表述

现在请你按照我的话做个小练习，要求是：你的脑海中千万不要浮现三只灰色的大象，务必不能想象这三只大象其中有两只大的，一只小的，一定不可以想象这三只灰色大象慢悠悠地向你走来的画面……

发生了什么？我一再要求不允许你想象三只大象，可是你现在满脑子都是灰色的大象。这就是潜意识的特点，它不懂得什么弯弯绕绕，甚至不能识别"不"字，只能提取关键词。你说"不要想象大象"，它就接收到指令"大象"；你说"不想再胖了"，它接收到的指令是"胖"。很多人总是习惯诉说自己"不想要的"，却很难描述自己"想要的"是什么，就好像我们打车时跟司机说了很多不想去的地方一样。把负面表达调整为同样意思的正面表达，潜意识才不会被干扰以致迷路。

例如：我希望不要再这么累了。——我要轻松。

我不想再这么胖了。——我要瘦，要轻盈。

我想减肥成功。——我想瘦身成功。

2. 整体平衡，三赢

三赢就是：我好，你好，大家好。符合三赢的目标不会有后遗症。当我们制定目标的时候，要考虑是否对自己、他人都有好处，最低限度是不能伤害其他人，不然即使短期内目标达成，后面也会付出代价。瘦身也同样如此。例如，怀孕等特殊时期，在制定目标时就要考虑是否会对胎儿有影响，是否符合整体平衡和三赢的要求。

3. 清楚明确，可以量度

"清楚明确，可以量度"的意思是目标越具体、越明确越好，例如，有的人的目标是"我想成为有钱人""我想瘦"，这样的目标太宽泛了，就好比你在北京打车，跟司机说："我要去海淀区。"司机很可能会不知所措，因为"海淀区"太大、太宽泛了，迷茫会令人降低行动意愿。例如，什么是有钱人呢？是身家100万元就算有钱人，还是身家一亿元才算有钱人呢？太宽泛的目标要修改为"我要赚到50万元""我要瘦10斤"这样更清楚明确、有特征指数可以衡量的表达。

4. 自力可成

自力可成，即靠自己的力量可以完成某事。很多人说：我要老公和我一起健身瘦20斤、我要某某喜欢我、我想让孩子考年级第一……这些都不是自力可成的目标，因为别人是一个变量，我们没有办法控制别人，只能改变自己。

5. 成功时有足够的喜悦、满足感

设想一下：假如目标实现了，对你有什么好处吗？目标的实现能让你感到快乐和满足吗？假如没有特别多的快乐和满足，那很可能这个目标不是你自己真正想达成的，只是被别人的看法、社会上的身材焦虑所影响，由于大家都在减肥，所以自己也减吧。又或者没有发掘出目标里的价值，就会出现动力不足的情况。

6. 有时间线

假如你想瘦10斤，那么你想在什么时候瘦10斤呢？80岁？90岁？没有时间限制，潜意识也就不知道时间线，慢慢就不了了之，所以要加上时间。比如"从现在开始到×年×月×日"，刚开始战线不要太长。所有的大目标都是由小目标组成的，所以我们要先从小目标开始。

7. 简单精简

有人写一个目标，会密密麻麻写满半张A4纸，潜意识却完全抓不住重点，写了后面的忘了前面的，太啰唆的目标会让没耐心的潜意识直接搞不清楚就放弃了。所以有效的目标越精简越好，能用一句话说清楚决不用两句话，最好控制在20个字以内。

例如：我决定在×年×月×日轻松愉悦地瘦到100斤。

请对照以上有效目标的 7 个要素，再次修改你的瘦身目标：

最后，补充几个常见的小问题：

1. 请检查下，你的目标有主语吗？

例如"3 个月瘦到 110 斤"。是谁要瘦？没有主语的目标并不明确，潜意识接收不到。

2. 你写的是"想"还是"要"？

"我想瘦到 100 斤"和"我要 / 决定 / 会瘦到 100 斤"是完全不同的两种状态。想，可以一直停留在"想"上；而"要、决定、会"才能体现坚定付诸行动的决心。

3. 记得给自己即时反馈和奖励。

当你达到目标或者完成阶段性小目标的时候，你计划如何奖励自己？自我奖励并不奢侈，是必须做的事，要养成自我奖励的好习惯。你回答这个问题的时候，要去想象这个画面，并且把这个画面想象得越具体越好。比如，如果目标达成，你想奖励自己一个包，那么这个包的品牌是哪个？款式是什么？价位大概是多少？如果目标达成，你想奖励自己一次旅游，你计划去哪里？玩几天？和什么人一起？如果目标达成，你决定奖励自己一次美甲，那么你会去哪家店？

做一个什么风格的美甲？奖励无论大小，但一定要是你自己喜欢的，这样潜意识才会支持你实现一个个小目标。

4. 目标设定得"稍稍难一点"，是最好的状态。

心理学家米哈里·契克森米哈认为，进入沉浸状态（沉迷于挑战某项任务的模式）的条件之一，即当下进行的事情对于现阶段的实力来说"稍稍难一点"。太简单，会让人觉得无聊；太难，就会让人感到抗拒。例如，新的一年我要看 100 本书、这个月我要坚持每天健身 3 小时、两个月我要减掉 90 斤……这些目标听起来就令人觉得"好难"。电子游戏让人欲罢不能的关键，就是每一关都让你感觉稍稍难一点，又有挑战、又有奖励、又不会太难，我们在不知不觉中就"打通关"了，并且还乐在其中。假如游戏的设置是刚出新手村，就让你去打幕后首领，我们早就在畏难心和挫败感中放弃了。所以在设定目标的时候，向电子游戏学习吧！把大目标分解成尽可能小、尽可能简单的稍稍难一点的小目标，如"今天傍晚我要运动 10 分钟"，每达成一个稍稍难一点的小目标，就意味着你离通关的大目标又近了一步。

冥想
——你好，未来轻盈的自己

*本部分内容配有音频，请扫描封底二维码，回复"好好吃饭"获取。

当目标制定好了时，我们这趟瘦身之旅就有了一个清晰明确的目的地。接下来，让我们一起来做一个很放松、很舒服的冥想练习，和我们的潜意识进一步对话，看看它会给我们什么样的惊喜吧。

找一个让你相对感觉安全和放松的空间，开始我们的冥想练习。找一个安静的环境，最好是坐着，假如在睡觉前进行，你也可以躺着，只是很有可能，你的意识放松到直接睡着了，但即使睡着了以后，潜意识也依然可以接收到信息。因为潜意识是我们身体的建造者，它每天工作24小时，从不间断，我们却从来没有和我们这位坚定支持自己的伙伴好好沟通过。现在，我们要和自己的潜意识进行一次正式的对话，第一次认真地沟通关于身材这个话题。如果你已经准备好了，现在就开始吧！

*　*　*

（冥想）

现在，我邀请你做几个深呼吸。你可以尝试闭上眼睛，也可以睁着眼睛。接下来，你可以按照自己的节奏从1数到10，每数一个数字，就会感觉自己更加放松，当你数到10的时候，你就会完完全全地放松下来。

一、深深地吸气，你会感觉自己的小腹微微地隆起；

二、呼气，你感觉到自己肩膀上的某个点开始放松了，你在缓慢而悠长地吸气和吐气；

三、这份放松的感觉蔓延到你的头部，你的头皮也开始放松下来；

四、保持呼吸，将注意力放在你的呼吸上，同时你会感受到这份放松的感觉继续扩散到你身体的其他地方；

五、你的脖子、你的肩部、你的后背都感受到这种放松的感觉；

六、甚至你的胸部、腹部、腰部、臀部，你的注意力到了哪里，哪里就开始放松下来；

七、你的大腿、膝盖、小腿也完全放松下来；

八、你更加放松了，这份放松的感觉一直蔓延到你的手臂、手指，直到你的脚踝、脚掌；

九、你全身都感觉非常非常舒服，非常非常放松；

十、你已经完完全全地放松下来了。

现在,我邀请你对自己说:"潜意识,谢谢你一直以来的陪伴支持。现在我想和你做个沟通,请你允许,谢谢你。"是的,接下来请你去想象。你已经知道,想象是一件非常神奇的事情,它可以让我们更好地跟自己的潜意识沟通,让它发挥出巨大的能量来帮助我们心想事成。

接下来,跟随我的引导,发挥你的想象,想象在你的面前有一个神奇的放映机,也许就像老式的放电影的仪器一样,也许是其他的样式,都可以,总之它是属于你的放映机。只要你按动某个开关,它就对着你右前方的屏幕开始播放你瘦身目标实现以后的影像。

现在,请用你自己的方式开启这台放映机,去看一下或者感受一下它播放出来的画面是什么样的。也许有人已经等不及按动开关了。只要你心念一动,你右前方屏幕的画面就自动开始播放了。首先出现的是你跟随这本书上的方法调整心态瘦身结束的那一天,那一天的你是什么样子的?画面是怎样的?你在哪里?穿着什么样的衣服?你喜欢画面中的自己吗?你的感觉是什么样的?心情如何?你看到、感觉到自己发生了哪些变化?你的肩膀是什么样子的?你的腰部又是什么样子的?你身体的其他部位有什么变化吗?而你的这些变化又引起了身边的人、事、物什么样的连锁反应呢?是的,让这个画面自动播放就好,你只需要充分地去体验、感受。

画面中瘦身目标实现后的你在干什么？你看到了些什么？这个画面是什么颜色的？你穿的是什么颜色的衣服？画面是动态的，还是静态的？是清晰的，还是模糊的？你有没有听到什么声音？有人跟你说了什么吗？你自己在说些什么？你有着什么样的表情，什么样的姿势，什么样的动作，什么样的手势呢？感觉一下那个场景，有你喜欢的味道吗？是鲜花，或者香水，或者别的？你还发现自己发生了哪些变化？你去了哪些之前没有去过的地方呢？发现了身边哪些以前没有发现过的风景呢？画面当中的你，饮食和生活习惯发生了什么样的变化？你自然而然地在做些什么？发现了什么新的乐趣？画面中的这一天，你和你的朋友、家人在用什么样的方式来庆祝呢？

让画面自动播放，你只需要去关注和感受自己的感觉就好。然后试试看，能否用你的方式把画面和声音调得更清晰一些？继续去感受你在其中的感觉。每个人都不一样，有的人是感觉上明显一些，有的人是画面明显一些，有的人是声音或者味道明显一些。

好，现在，我们再次做个深呼吸，大力吸气，将这份美好的感觉通过呼吸保存在我们的身体里。这个画面和景象，你也可以用自己的方式保存在心里。

接下来，我们继续。你可以继续按动放映机的开关。

时间来到了一年后，你反复阅读这本书，并且用书里的方法调节自己的心态、身材和生活，有一年的时间了。放映机放出的是当你这样做了一年之后的画面。一年后的你是什么样子呢？你在哪里？在什么样的环境里？在做些什么呢？因为一些新的感觉和信念的产生、保持和延续，你形成了新的习惯、性格，所以一年之后的你，又有一些什么样的改变和体验呢？你是在走路，在坐着，在聊天，在跳舞，还是在做别的事情？这个时候，画面当中的你，身体的感觉是怎样的？是感觉更加轻盈，更加健康，更有力量？还是有别的感觉？你有没有感觉到自己好像更挺拔，好像又长高了？这一年来，因为一本偶然的瘦身书，你开启了很多新的生活体验，你感觉怎样？那是一种怎样的全新的生活呢？从身材到样貌，从外形到内在，从心情到谈吐，还有你的气质，经过这一年，你因此成为一个怎样全新的你呢？你是否感谢曾经的自己做出的这些决定和尝试呢？

　　同样，让画面自然地播放，你只需要去关注和感受自己的感觉就好。然后，你也可以用你的方式再把画面和声音调得清晰一些，继续充分地体会你在其中的感觉。当你感觉非常好的时候，你可以深呼吸，通过深深吸气，将这份美好的感觉保存在你的身体里。这个画面的感觉，这段影像，你可以用你的方式保存在心里，当你觉得足够满足时，还可以继续。

　　是的，按照你的节奏就好，当你觉得足够了，我们可以继续按动放映机的某个开关。于是时间来到了更多年后，也许是三年，也许是五年，放映机放出的画面又开始播放了。因为这次瘦身而建立和保持了三年或五年新习惯后，你是什么样子的？你又在做些什么呢？画面中的你和周围的同龄人，以及你身边的朋友有什么不同吗？你看起来心情怎么样？你的气质，你的身材和你周围的人有哪些不同？你的感觉如何？你听到了哪些声音，看到了哪些画面呢？你又尝试了什么样的兴趣爱好？又发现了一些什么有意思的事情呢？你正在和谁分享呢？这时候，你身边的人事物又发生了哪些变化？你又认识了一些什么样的新朋友呢？你健康、轻盈的身体，是否让你更有体力、更有精力、更加游刃有余地应对自己的工作和生活呢？你的心情是怎样的？感觉好吗？如果你感觉非常好，同样再次深呼吸，把这一份美好的感觉，通过吸气，吸进自己的身体里。这是你身体的一部分，也是你潜意识的一部分，是你的一部分。

当你觉得足够了，在这份感觉里充分地体会了，你可以慢慢回来和我们分享一下你的感受；如果你还想在这份感觉里多待一会儿，那么你可以按照你的节奏再待一会儿；如果你感觉非常放松，就可以继续休息了，你可以美美地睡一觉，睡够了，再元气满满地醒过来。

（冥想结束）

* * *

在这个练习中,你看到了什么,感觉到了什么?听到了什么?此刻你的感觉是怎样的?

请把你感受到的,用文字写在下面,边回忆边记录,可以加深这份美好感觉,而美好的感觉,正是潜意识的无限能量加油站。

注意：请尽情地使用想象力，而不是意志力。你只需要充分地去想象目标实现后的结果，感受那种自由自在、轻盈舒服的状态，保持一种好奇的、单纯的孩子般的异想天开的感觉，不需要去分析"可不可能"等，只需要去想象，给自己一点时间、一个空间、一些自由，就只是想象和感受，然后潜意识就会为了这份美好的感觉全力以赴。

做完这个冥想，如果你感觉特别好，迫不及待地想做点什么，那么也不必限制自己。你可以尽可能地打开你的脑洞，想一想你现在有什么样的资源？你可以为了这个目标做些什么？哪些人事物可以帮助你去实现你的瘦身目标？你准备从什么时候开始行动？把这些资源和方法列一列，然后选择其中一个最简单、最有感觉的作为切入点，你就可以立刻行动，奔向你想要的那个美好、轻盈的自己了！

轻盈生活
小妙招

人想象自己将成为何等模样,就果真会变成那般模样,他正是他想象中的人物。

——帕若瑟舒斯

充分利用"视觉刺激法",为潜意识增添动力是一种让潜意识产生回应的最简单的方法之一。

第一,在你的生活空间里建立一个"梦想系统",把自己的目标写下来,或者画成图片剪下来,放在一个醒目、每天都能看到的位置,例如,门板上、冰箱门上,或者设置成手机的背景、计算机的壁纸……

内容可以是你的目标,你的榜样,你理想中的自己,好处清单,未来景象练习中的感觉等。

第二,买一件自己心仪已久却一直不舍得买的衣服或者裙子,尺码比现在小一码,价钱昂贵到想起来都肉疼(但在合理支配财产的范围内),然后把它挂在每天都能看到的地方,每次看到它,就想象自己穿上它之后美丽的样子和愉悦的心情,并对自己说:"我要在××××年××月××日穿上这条裙子。"

当你反复地做这个想象力练习时,你想象的画面和感受就会越来越清晰,就像真的发生了一样,你便可以放心地把自己交给潜意识了,它会引领你实现心中的目标。

減少阻力篇

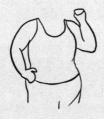

—〈 阻力1 〉—
局限认知形成的限制性信念

什么是信念

我们终于设立了清晰有效的目标,情绪高昂,潜意识动力满格,猛踩油门想飞速奔向我们的目的地。可是,内心突然冒出来的其他自我否定、批判的声音,却经常会让刚刚发动起来的潜意识赛车猝不及防熄了火。即使没有立刻熄火,这种一边踩油门,一边踩刹车的状况,也让我们辛苦万分又动弹不得。

请你再次重复你调整后的瘦身目标(写下来或者说出来):

(例:我会 / 决定轻松愉悦地在某年某月某日瘦到 100 斤。)

当你这样读出来,或者写下自己的瘦身目标时,捕捉一下你脑海里闪过了哪些念头?心里有什么样的声音冒出来?

把这些内容写出来,放在这里暂时存放一下,先不管它们。

下面跟大家分享一个有趣的实验,如果你手边能找到这两样东西,那么刚好可以试试看。

先拿一个普通的土豆,再找一根普通的软软的塑料吸管,请你在 5 分钟时间内,并且在不借助任何其他工具的情况下,用吸管穿过这个土豆,如图 4-1 所示。

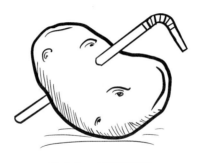

图 4-1　土豆和吸管

你行动起来了吗?

大家在了解这个任务后,同样,请暂停、捕捉一下:

你脑海里自动冒出来的声音、念头有哪些?

这个实验我在数十次的线下课程中带领很多人做过。我给每人都发了一个最普通的土豆和一根最普通的吸管,参与者有成人也有各个年龄段的孩子们。很有意思的是,刚听到要完成这个任务时,很多人会发出"啊"等疑惑又惊讶的声音,好像在抗议,觉得很离谱。成人拿着软吸管和硬土豆面面相觑,然后开始笑。小朋友们不会客气,他们直接大喊:"不可能啊!这也太难了吧!"

一共5分钟,我说清楚练习的目标和奖励之后就不再讲话,时间一分一秒地过去。

那些觉得"不可能/没办法/太难了"的参与者,坐在那里根本不参与行动,又没有别的事情可以干,于是很多人开始开小差、玩手机等,将土豆和吸管随意地放在一旁。虽然有人顾及老师面子尝试"插一下",但明显就是做做样子,很敷衍。可能他们觉得做一件在自己认知里根本不可能的事情,实在有些愚蠢,这些人会感觉这5分钟过得极其漫长,在熬时间。

直到过了一会儿,人群中发出惊叹的声音,真的有人将软软的吸管穿过了土豆!而且有个规律,最先做到的人,往往是年龄较小的孩子。这时候氛围会产生微妙的变化,之前玩手机、开小差来混时间的一部分人会有所动摇,他们开始重新拿起土豆认真尝试。到最后时间结束的时候,总有那么几个人,会神奇地完成"徒手将吸管穿透土豆"这个看起来不可能完成的任务,我会邀请他们到讲台上,分享自己是如何做到的(这也是其他人非常好奇的）。

有人说，自己完全靠一次次不停尝试，碰运气，稀里糊涂竟然就真的穿过去了；

有人说，自己想办法把吸管的一头捏扁，将其变成尖尖的形状，穿透力会增强；

有人说，自己像挖隧道一样，这头插一下，戳一个洞，再从另外一头插，坚持不懈，戳了很多洞终于有一个碰巧通了；

还有人懂一些物理知识，吸管虽然很软，但是用手指捏住或者堵住一头，快速插向土豆，这时吸管里面的空气会形成一个压强气柱，吸管就变得很坚硬，就可以快速穿透土豆。

…………

总之，大家会发现竟然有无数种方法可以实现这个看似不可能的目标，但前提是：你真的愿意试试看。

听了成功者的分享，所有人都会感慨："原来以为很难的事情，竟然这么简单啊！"

是啊，如此简单的一件事情，也不需要付出很多金钱、时间、精力和努力成本，为什么有人能做到，有人做不到？那些做不到的人，究竟是因为吸管太软，土豆太硬，因为不知道方法，还是因为不相信有完成的可能性、不愿意尝试呢？其实最大的障碍不是那些客观的困难，而是内心"不可能，没办法，太难了"等这些看不见摸不着的信念。

什么是信念？

信念就是"事情应该是这样的"或者"事情就是这样的"的主观判断，每个人拥有的信念，数以百万计，无法完全说清楚。因为绝大部分信念和价值一样，存于潜意识，不能全部呈现，也不会轻易在意识层呈现出来。

其实在开篇看到自己的"瘦身目标"时，你自动联想到的一些话，很多都是信念层面的，如"减肥是很痛苦的""我喝凉水都胖""我瘦下来实在太难了"，等等。假如你拿同样的问题去问身边的其他人，答案也可能是："我只吃不胖啊""保持身材非常简单"，等等。你会发现，和价值一样，对于同一件事情，每个人的信念也都是各不相同的。

我曾经也在线上的直播间里邀请2000多人说出对"金钱"的信念。提到"钱"，你不假思索想到的词或者话是什么呢？有相当一部人脑海里蹦出来的声音是："金钱是万恶之源""不为五斗米折腰""为富不仁"等；还有一部分人提到"钱"，想到的是"遍地是黄金""赚钱是很有成就感的""有钱可以做公益""君子爱财，取之有道"等。而特别神奇的是，虽然在理性上每个人都希望自己能够尽可能地升职、加薪、多多赚钱，但是有关金钱信念的不同，让不同的人在现实生活中的财务状况有所区别。我有一位生活中的女性朋友，她常常和我倾诉关于两性关系和孩子教育方面的困扰，有一次我很好奇地问她："怎么从没听你吐槽工作和金钱方面的困扰啊？"她的观点是："赚钱很简单，现在中国的环境很好，只要肯干，在哪个行业都可以赚到钱。"原来她关于金钱的信念是这样的，也难怪不管她在哪个行业工作都一直财运亨通了。我继续追问："难道你投资的生意，就没有失败或者进行不下去的吗？"她回答："做生意这回事，哪里有失败？只有暂时的不成功而已，进行不下去的时候，再换个思路找其他的办法，总会找到的。"

如图4-2所示，一个人所有的外在表现（态度、语言、行为等），其实都是由他内在的信念系统（信念、价值、规条等）决定的，我们常常期待自己能直接改变自己的行为，希望自己从"又馋又懒"直接变成"管住嘴，迈开腿"；也常常试图通过讲道理直接改变别人的行为，如"懒惰的先生、不好好学习的孩子会……"殊不知，这不是像图中路径1一样简单往头脑里输入一个道理、一个指令就能够做到的，要想真正改变，取决于路径2中内心的信念系统。

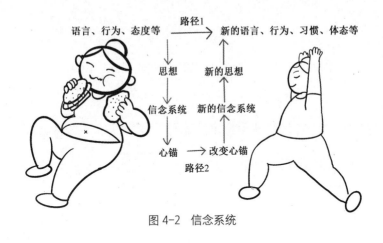

图 4-2 信念系统

还记得成就动机理论的公式吗?达成动机、目标的魅力、主观成功概率三个分数中有任何一个分数低,最后的"干劲的强度"分数都不会太高。比如,你的达成动机和目标魅力都提升到非常高的分数,接近 100 分,而同时你认为"3 个月瘦 20 斤"是一件非常难、几乎不可能的事情,那主观成功概率的得分就约等于 0,即使其他两项分数再高也无济于事。限制性的信念会熄灭我们做事的热情,成为我们成长的阻碍。

不管是"吸管插土豆"还是"金钱",以及我们现在想要的"减肥瘦身",为什么大家会产生如此不同甚至完全相反的信念呢?那些我们看不见、摸不着却在潜意识深处影响着我们的信念是怎么产生的呢?

常见的信念产生的途径有以下4种。

1. 本人经验

例如,自己在过去的减肥过程中的确遭受了痛苦,运用了不科学的节食或者运动方法,后来又迅速反弹,从而失败。

2. 观察他人

例如,有些原本身材姣好的女性在当了妈妈之后,身材走样。有些人就会通过这个观察获取一个信念:生了孩子后我肯定也就胖了。

3. 信任者灌输

也许是父母,也许是老师或者其他自己信任的人,他们基于生活体验,把某些信念灌输给你。例如,我妹妹身材偏胖,我曾经问她有没有想过为什么自己这么胖呢?她说:"咱妈说的啊,我都生了两个宝宝了,肯定得胖。"然后我又去问我妈,她同样属于体重较重者,结果我妈说:"你姥姥说,生了孩子就胖了,咱们家女性都这样。"

我妈妈和我妹妹就想当然地相信了这样一个一代代传下来的信念。在我试图瘦身的阶段,当每天早上我站到秤上称体重时，我妈在旁边都会不厌其烦地说一遍:"你不可能瘦下来的，你看看你姥姥、我、你姨、你妹，哪有一个瘦的？"

我还有一位现在很苗条的朋友，她小时候超级胖，被小朋友嘲笑又胖又笨拙，当时她妈妈和她奶奶都跟她说:"没事儿，长着长着就瘦了。"她特别相信这些话，所以"长着长着就瘦了"成了她的信念，随着她慢慢长大，她真的逐渐就瘦了。

4. 自我思考总结

例如，有些人有过不科学的节食减肥失败的经历，会通过学习和自我思考总结经验，然后科学地调整饮食结构，等等。

什么是限制性信念

在前面的内容中我们提到过限制性信念,那么到底什么是限制性信念呢?在每个人庞大的信念系统当中,有一些是可以给我们增加力量的,有一些却在减少我们的力量。那些让我们减少学习成长的机会,减少与世界接触的可能性的信念,就是限制性信念。

常见的限制性信念1:不可能、没办法、太难了

"不可能,没办法,太难了"是最常见的限制性信念,一旦我们觉察到内心出现这三个声音,即使靠着意志力,自律地去做一些努力,也很可能辛苦且实现率非常低。

这些限制性信念是我们成功的阻力,它们像一根根隐形的绳子,束缚住我们,让我们无法更好更自由地前行;又像是思维里的墙,路上的障碍物,即使我们发动了引擎猛踩油门,也容易被其牵扯、困住,举步维艰。

其实，很多人生活里的烦恼、不幸，都源于自己被困在了这些思维的墙里。

常见的限制性信念 2：因为 A，所以 B

为了能真实地感受到它，我们再来做一个简单的练习吧。

首先请你在 10 秒之内，默念数字 1 到 9。

默念完毕，我们继续进行。

请你在 10 秒之内，想一个你喜欢的数字。

想好后把这个数字写在下面：

_____

练习到此结束。

请问你选择的数字是什么？

如果你选的是从 1 到 9 中的数字，那么，这也许就是你无意识中被某些信念束缚住的证据。

我刚刚并没有说"从 1 到 9 中选一个你喜欢的数字"，如果你喜欢的数字是 11，为什么不选择 11 呢？你也可以选择 8.88、1314、0.12 等。

这个练习是电影《垫底辣妹》的老师原型——坪田信贵在辅导学生们学习时常常会用到的方法，因为很多学生在面对学习时，也会有很多对自己"想当然"的限制和束缚。大家思维的惯性经常会无意识地把某个"因A"和某个"果B"之间画上等号，然后使其成为内在的信念，并不断实现它，认为"A一定会导致B"。

例如：

"现在成绩不好（A） ➡ 将来一定考不上好大学（B）"

"离婚的女人（A） ➡ 一定不会幸福（B）"

"父母分开的家庭（A） ➡ 孩子肯定不幸（B）"

"考不上大学（A） ➡ 人生完蛋了（B）"

"我原生家庭不幸福（A） ➡ 我长大后一定有心理问题（B）"

"少壮不努力（A） ➡ 老大肯定徒伤悲（B）"

"乐极（A） ➡ 肯定要生悲啊（B）"

"男人有钱（A） ➡ 会变坏（B）"

"女人生了孩子（A） ➡ 会变胖（B）"

"年纪大了（A） ➡ 会变胖（B）"

"不爱运动（A） ➡ 会变胖（B）"

"父母都是胖子（A） ➡ 孩子肯定是胖子（B）"

…………

这些都是特别常见的、典型的因果式限制性信念。

但，这是真的吗？

是绝对正确且百分百会发生的吗？

如果你相信了它,那的确会发生。因为每一个信念其实都是长期的自我催眠,这也是为什么每个人都会活成自己以为的样子。

这些信念是从哪里来的呢?古人的智慧?父母的经验?还适用于现代吗?有例外吗?就算这些信念是古人智慧的结晶,那么它们之间就会无矛盾吗?

俗话说:少壮不努力,老大徒伤悲;俗话还说:人生得意须尽欢,莫使金樽空对月。

俗话说:男人有钱就变坏;俗话还说:贫贱夫妻百事哀。

俗话说:瘦死的骆驼比马大;俗话还说:虎落平阳被犬欺。

俗话说:宰相肚里能撑船;俗话还说:有仇不报非君子。

俗话说:退一步海阔天空;俗话又说:狭路相逢勇者胜。

…………

到底哪个俗话是绝对正确、可以百分百适用于所有人、所有情况的呢?

自古以来,人们常常会陷入这样的思维陷阱中。

战国时期的名将吴起,参与过多场大大小小的战争,没有打过一场败仗。但是战无不胜的战神,却在一个别人设计好的思维陷阱里栽了大跟头。

吴起精通兵法,深受魏武侯的赞赏。魏武侯的另一个臣子公叔痤千方百计想要除掉吴起这个障碍，但战无不胜的吴起实在太厉害，也很难离间他与魏武侯的亲密关系。

后来公叔痤的仆人想到了一个主意，便把计划说给公叔痤听。公叔痤听了觉得十分巧妙，便依计而行。

第一步，公叔痤先提出建议，让魏武侯把公主嫁给吴起，他说："吴起如果欣然接受，就表示他心在魏国，可以重用；如果犹豫甚至拒绝，那就是怀有二心，马上就让他离开。"魏武侯不知这是阴谋，便接受了公叔痤的建议。

第二步，公叔痤接着派人邀请吴起到他家做客，吴起不好意思拒绝，便准时赴宴。两人喝酒喝得正畅快，公叔痤的夫人忽然出现，然后指着公叔痤的鼻子大呼小叫、骂骂咧咧。公叔痤任凭夫人漫骂，不敢吱声。夫人越骂越狠，干脆连吴起也一起骂起来。吴起莫名被骂，十分尴尬，公叔痤则告诉吴起，他的夫人是国君的女儿，也就是公主，公主娶进门，也只能忍耐啊！吴起看公叔痤窝囊怄气的模样，便对娶公主这件事十分排斥。偏偏没过几天魏武侯竟然跟他商量，要把公主嫁给他，吴起吓坏了，当时没有立刻回应，魏武侯便认定吴起不是真心想要帮助魏国，对他不再信任。公叔痤仆人设计的区区一出家庭闹剧，就成功驱逐了吴起，让他黯然离开。

公叔痤先给魏武侯"种"下了一个限制性信念：

假如吴起不娶公主（A），那么就表示他对魏国怀有二心（B）。

又给了吴起"种"下另一个限制性信念：

如果娶公主（A），就等于惨遭修理（B）。

两个人都在无意间掉进了限制性信念的思维陷阱里，就和前面选数字的那个练习一样。有一部非常经典的电影，叫作《重返十七岁》，男主人公人到中年，一事无成，总是抱怨，他将人生的所有不如意都归因于十七岁那年，他因为女朋友意外怀孕而放弃了通过篮球比赛上大学的机会。因此，他每天都在抱怨：

因为当初没有选择篮球（A），所以工作受尽冷遇，升职无望（B）；

因为当初没有选择篮球（A），所以赚不到钱，穷困潦倒（B）；

因为当初没有选择篮球（A），所以孩子们也不愿意搭理自己（B）；

因为当初没有选择篮球（A），所以夫妻天天吵架（B）；

因为当初没有选择篮球（A），所以人生一地鸡毛（B）；

……

这是一个典型的被限制性信念困住的人：假如他坚定地认为A=B，特别是"当初的选择（A）"已经成为过去，无法改变，那么他就会陷入深深的无力感之中，不愿意做出任何其他的尝试和努力了,反正A=B,A已经发生,只能接受B了。

我认识一对中年小夫妻,原本在一个小镇生活得很好,结果遇上了比较极端的邻里纠纷,因担心孩子的生命安全,也受够了不和谐的日子,他们做了一个在当时看来很吃亏的决定:放下当时的所有(房子、土地等),举家带着孩子们和简单的行李搬到了另外一个完全陌生的城市,背井离乡,从头开始。

在别人看来,他们一家太倒霉、太傻了,舍弃了这么多,将来肯定过不好了。可是当事人完全没有一句抱怨,也没有"放弃一切背井离乡"就"肯定过不好"这个信念。结果常常吵架的夫妻在完全陌生的新环境里失去了亲戚和朋友的庇护,反而开始真正地自力更生、相濡以沫,虽然辛苦但是感情更好了。后来十几年过去,孩子们都长大了,相继上学、成家了。夫妻俩种菜,努力工作,赚钱,认识了新的朋友,在新的城市重新扎了根,安了家,比原来在小镇过得更好了,这是一种特别朴实的智慧。

还有一对小夫妻,也让我印象深刻。他们三十出头,在同一个公司上班,男士180多斤,女士150多斤,他们因为肥胖的困扰来到我的咨询室。

经过一段时间的咨询后,两个人进展顺利,都瘦了10斤左右。后来有一个月变得很奇怪,妻子仍然在继续轻松瘦身,先生却纹丝不动了,甚至体重偶尔还有上升趋势。在生活和工作环境几乎完全一致的情况下，是什么让两个人的结果差别这么大呢？我问他们，最近的生活有什么变化吗？

先生叹了口气说："唉，别提了，最近我爸妈来了，天天变着花样做好多饭菜，他们简直是我减肥路上的绊脚石。"

先生说完之后我发现妻子露出了惊讶的表情，于是我询问她的看法。她欢欣雀跃地说："我觉得我公婆来了，天天变着花样做好多丰盛的菜肴，真是太好了！因为菜品丰富，我有更多选择了，可以更健康地吃多种类的蔬菜，获得蛋白质，这样碳水化合物的摄入自然而然就少了，这简直是我减肥路上的垫脚石。"

心理学中有一个费斯汀格法则："人生中10%的事件，是由发生在你身上的事情组成的，而另外的90%，则是由你对事情的反应决定的。"这个对事情的反应，则是由我们内在的信念系统决定的。所以，到底是"父母变着花样做很多饭菜"导致"你胖"，还是"你认为父母变着花样做很多饭菜"导致"你胖"的呢？在瘦身这条路上，我们还将面临多少困住自己的限制性信念呢？所以，当我们在瘦身过程中感到冲突或不顺畅的时候，不妨暂停一下，看看是不是存在一些妨碍自己成长、成功的信念。把它们找出来，调整一下，你有可能会有意想不到的收获。

如何松动乃至破除瘦身中的限制性信念

> 事情没有什么不同,是思想使其两样。
>
> ——莎士比亚

什么是困境呢?如图4-3所示,我们将这个"困"字拆解一下,一个"人"被四面的框框围住,出不来,也无法动弹的一个地方(田),这就是"困"难、"困"扰、"困"境。那些周围的框,就是我们内心的一些限制性信念。如何松动或者转化自己的限制性信念,突破困境呢?

图4-3 "困"

每当我们脑海里有"不、没、难"这三个声音出现的时候，可以有意识地暂停一下，问自己3个很简单的问题，松动甚至打破限制自己的条条框框：

1."不可能"是真的"不可能"吗？

——还是"你认为"不可能？

2."没办法"是真的"没办法"吗？

——还是"你认为"没办法？

3."太难了！"

——没有"难与不难"，只有"懂与不懂，会与不会，知道与不知道"。

每当我们接触新事物，尝试新领域，试图建立新习惯的时候，就会觉得"太难了"。每当心里响起这个声音的时候，请你想想小孩子第一次翻身，第一次走路，第一天上幼儿园的场景吧！当他张开小手，挥舞着小胳膊，摇摇晃晃地朝你走来，然后扑通一声，一屁股摔倒了，他可能哇哇大哭，对于一直被抱着或者爬着移动的他来讲，直立行走是一件新奇、可怕、困难的事情。当他第一次离开父母去幼儿园时，他小小的背影让父母抹了多少眼泪，陌生的老师、陌生的环境对他来讲是从来没经历过的挑战。但是当他克服了这些困难时，他获得了什么？当他跟跟跄跄学走路却常常一屁股摔在地上时，当他咿咿呀呀学语却总也说不清话时，当他撕心裂肺哭着不想上幼儿园时，你是怎样耐心鼓励他的？这份耐心你有没有给过自己呢？如果你做一件事情不能一下子搞定，那么你有没有立刻给自己泼冷水："看吧，这事儿你不行！算了吧！"所以对自己也耐心包容一些，给自己鼓励，给自己空间，就像陪伴一个刚刚开始学习走路、说话或者自己系鞋带的孩子一样。也许你还记得自己还是一个孩子时刚开始学习骑自行车有多困难，可是现在呢？你肯定还记得自己刚开始学习开车和游泳时有多困难，可是现在呢？你已经完全不需要思考就能够完成了。

我们在面对新事物时，觉得"不可能，没办法，太难了"，只是因为我们暂时不了解。试想一下：假如时光倒流500年，那时候大家对"减肥"这件事的认知是什么？恐怕都没有"减肥"这个意识和说法吧。时光倒流到100年前，也许会有人为身材过胖而苦恼，可是100年前的人会用什么办法让自己瘦一些呢？那时候，人们可能想到的办法估计是少吃饭，因为他们知道饥饿会使人消瘦。时光倒流到20年前，人们已经知道"新陈代谢"的相关知识了，所以减肥的方法除了"少吃饭"又多了一个：多运动，加快代谢。随着认知水平的进一步提高，人们知道了"卡路里"的相关知识，知道了不同的食物的卡路里含量是不同的，而不同的运动方式所消耗的卡路里也是不一样的，所以减肥这件事更加科学和细化，大家开始调整饮食结构，减少碳水化合物的摄入，增加有氧运动……时间在流动，世界在发展，未来呢？10年后，100年后，大家对影响身材因素的认知又会是什么样的呢？现在你觉得看起来很玄幻的"心理调整瘦身法"，在未来会不会就像现在的"有氧减脂"一样平常？

凡事都至少有3种解决办法，我们总有选择。

有一次在家庭聚会中，我问了妹妹和妈妈一个困扰我多年的问题，同样都是女儿，我也没觉得妈妈偏心，但有一件事我一直想不通。为什么我小时候想要在集市上买漂亮的衣服，妈妈总是拒绝。可是妹妹想要的东西，妈妈却都买给她呢？我妹妹听了哈哈大笑，跟我说："我想要的东西妈妈不给我买，我就一直要，哭着要，哄着要。小时候每5天一次大集市，如果在这个集市上妈妈不给我买，没关系，那么在下个集市再想办法，总有一天她会给我买的。"这句话使我茅塞顿开。我妈妈也无奈地说，最后都是被妹妹纠缠得烦了，就给她买了。而我完全没有想到还可以这样，想要什么东西我一般只跟妈妈说一次，她拒绝我了，我就再也不提了。

这个发现让我对生活中的很多事情都有了新看法。原来，厉害的销售并非一击即中，而是相信总有办法，一个办法不行，再换一个……直到搞定客户；原来，事业成功的人并非多么幸运、强大，只是清楚自己的目标，然后不停地尝试，一个办法不行，再换一个……办法有无数个，直到目标达成；原来，很多事情不是因为真的"不可能，没办法，太难了"，只是我们被这个"认为"限制住了，放弃了学习、放弃了想办法、放弃了尝试，就只是坐在地上怨天尤人，羡慕别人的成功，然而别人只是把我们用来抱怨和等待的时间拿去不停地尝试。原来，世界上任何事情都有至少3个以上的解决办法！就看你是不是真的想要达成自己的目标！所以，假如你真的很想遇见健康、轻盈的自己，那就请你像对待刚学走路的孩子一样对待自己吧。每走出一小步，就给自己加油打气，要对自己有耐心，摔跤时鼓励自己勇敢地爬起来，然后，或早或晚，你一定会达成目标，而且是轻松愉悦、自动自发地完成的。

很多人会觉得，改变一个人的思维习惯并不是一件容易的事情，哪怕这个人是自己。每当减肥遇到困难，还是会不自觉地钻进原来的思维框架里，这可怎么办？是的，习惯不是一下子就能改变的。

就好像你家附近有一家超市，你每天都去买菜，你去了无数趟，你已经熟悉到根本不需要考虑怎么走，就可以本能地一边打着电话，一边出门右拐直奔超市了。尽管这条小路已经泥泞不堪，但是你走了这么多年已经习惯了。突然有一天，有人带着你走了另外一条新修的路，新路看似要走一点弯路，但是路况极好，路旁摇曳着鲜花。你跟着走了一遍，发现这条路不仅风景好、路况好，而且花费的时间也少一些。可是第二天、第三天甚至以后，你再次下楼，可能还是习惯性地走上原来的那条泥泞的小路，常常会忘了这条新路的存在。后来，你走到超市门口才想起来，怎么又走了老路，没走新路。再后来，你抬脚走上老路，走了几步想起来还有新路可以走，于是折返回来走新路。慢慢地，经过不断刻意调整，你终于养成了新的习惯，不需要动脑子，就可以本能地走新路去超市了。思维上惯性也是一样的。这次的刻意练习，你第一次有意识地做了，你有了这样一份全新的感觉，在未来的生活里，你常常拿出来这两个部分的问题问自己，久而久之，脑海里的思维路径也就改变了，继而心态和行动力就改变了，性格习惯也就改变了，随后生活也发生变化就是水到渠成的事情了。

对于因果式的限制性信念，用一个很简单的造句填空方法就可以改变。

请你先想一想过去你在减肥这条路上出现过的失败行为，然后填空造句。

因为_____（A1），所以我瘦不下来（B）。

因为_____（A2），所以我瘦不下来（B）。

因为_____（A3），所以我瘦不下来（B）。

因为_____（A4），所以我瘦不下来（B）。

请你尽可能地找出所有你认为阻碍你瘦身的原因，一一列出来。

例如：

因为<u>我父母来了，他们每次都做很多既丰盛又好吃的饭菜</u>（A1），所以我瘦不下来（B）。

因为<u>我还在哺乳期</u>（A2），所以我瘦不下来（B）。

因为<u>我最近工作忙、压力大</u>（A3），所以我瘦不下来（B）。

因为<u>我意志力差</u>（A4），所以我瘦不下来（B）。

列好了之后，再请你继续填空造句，把以上你写的内容，分别改成：

（A），所以（-B），因为_____。

例如：

我父母来了,他们每次都做很多既丰盛又好吃的饭菜（A1），所以我更能瘦下来（-B），因为<u>我可以多吃好吃的蔬菜，获得蛋白质，少摄入碳水化合物</u>。

我还在哺乳期（A2），所以我更能瘦下来（-B），因为<u>喂养</u>

孩子可以消耗我更多的脂肪。

我最近工作忙、压力大（A3），所以我更能瘦下来（-B），因为很多心思会用在工作上，能量消耗大。

我意志力差（A4），所以我更能瘦下来（-B），因为为了不启动我薄弱的意识层和自律心，我会更用心地和自己的潜意识沟通，获得潜意识的支持。

……………

你感觉怎么样？现在，我邀请你思考尽可能多的内容，把第二个填空填写完整，你写得越多，感觉就会越轻松，然后从中挑出你最有感觉、最喜欢的一句，反复念几遍。

例如：

我父母来了，他们每次都做很多既丰盛又好吃的饭菜（A1），所以我更能瘦下来（-B），因为：

我有了更多的选择，可以多吃好吃的蔬菜，获得蛋白质等，少摄入碳水化合物；

他们做饭我就不用做饭了，可以节省很多时间，我可以去散步或者做其他喜欢的运动；

他们做饭少油少盐、更健康，降低了我吃高油高脂外卖餐的频率；

他们可以帮我在用餐时间照顾孩子，我就不用再赶时间狼吞虎咽，而是可以细嚼慢咽，享受食物，有利于瘦身；

用餐时间可以聊聊天儿，心情愉悦；

可以跟他们探讨健康饮食的结构，并且发动他们一起瘦身，一家人更有氛围、更有动力。

…………

你会发现，在这个刻意思考、练习的过程中，你会发掘出很多原来被忽略的事物的价值，或者其原有的价值提高了。而在这些价值的支持下，你的限制性信念也就松动甚至改变了。

我第一次接触这个技巧是在2017年华人NLP大师李中莹老师的课堂里，那时候我正因自己是一个心理行业的年轻新人而苦恼万分，常常有来访者因我太年轻而对我的信任度直线下降。印象特别深刻的是，有一次，一位父亲因为青春期的孩子厌学找到我，见我的第一眼就上下打量了我一番。他的第一句话是："你结婚了吗？"第二句话是："你有孩子了吗？"第三句话是："你孩子多大了？"我瞬间就感觉自己矮了几分，因为我明白自己年龄小，对方是极难信任我的。当时带着这个深深的困扰，我做了这个练习，就像瞬间打开了新世界的大门一样，我豁然开朗。

我的困扰是：

因为年轻，所以我做不了青春期孩子类型的个案。

我将这句话重新调整，造句填空。

我年轻，所以我很适合做青春期孩子类型的个案，因为：

我和孩子年龄差距小，我很容易理解孩子；

我懂得现在青春期孩子的喜好和语言，容易跟他们打成一片；

孩子对我的刻板印象较少、反感度相对较低；

年轻人的思维更开阔灵活，不会被限制住；

家长对我的期待值小，效果会更好；

我的年龄让我既能往下理解孩子，又可以往上理解父母，工作空间更大。

　…………

之后我回到工作室，信心满满地再次接待了那位上次并没有正眼看我的那个孩子父亲，并且在第一次辅导结束后，已经逃学半个月并且和父母吵架不着家的 15 岁的孩子，当天晚上就开开心心地跟着父亲回家了。所以，困住我们的，其实并不是事情，而是我们内心的信念。如果我们内心的信念改变了，同样的事情，走向也完全不同了。

还有一种常见的限制性信念是对自己能力的否定，例如"我不会，我做不到……"，这种类型的信念不但减弱了自己的能力，而且缩小了这个世界上自己能做的事情、能做好的事情的范围。人们一直有被条条框框束缚的倾向，从某种意义上来说，束缚也是一种安全感，把自己框在里面，也就不必去挑战未知的领域、尝试失败的滋味了。但是这也同样让你失去了成功的可能性，失去了到更大的世界自由驰骋的快乐。对于此类限制性信念，只需要加上一句话，就可以瞬间破解，这句话就是"到目前为止"。

我无法瘦下来——到目前为止，我还没有瘦下来。

我不会游泳——到目前为止，我还没有学会游泳。

我做不到合理饮食和运动——到目前为止，我还没有做到合理饮食和运动。

…………

我们给自己的习惯性描述是"我没有，我做不到，我没办法"，这是一种定义式的说法，潜意识会接收到一条关于身份和能力的信念：我是一个做不到的人，我是很难瘦下来的人，我是喝凉水都胖的人，等等。限制性信念在感觉上好像成为一个永恒的真理。而事实是，只是到说话的这一刻为止，你还没有这个能力或者没有做出改变。加上一个"到目前为止"，就给自己的过去和未来画了一条分界线，过去虽然不可更改，未来却大有可为。短短几个字的调整，就在潜意识里预设了一个有无限可能的未来。

瘦身减肥常见的限制性信念

关于减肥,生活中有很多看似绝对正确的信念,流传着很多理所当然的说法,但其实这些都有待商榷,有些甚至并无科学道理。

1. 脂肪真的是我们的敌人吗?

很多人认为减肥＝减脂,觉得脂肪是我们的敌人,于是在花样繁多的减肥方式里不停地和身体里的脂肪做斗争,恨不得把它们统统甩掉,仿佛其是导致我们肥胖的罪魁祸首。

但其实,恰恰相反,脂肪是我们的好朋友。

我们之所以能够在这里看书、聊天、思考,在很大程度上都得益于脂肪。脂肪本身具有多种功能,除了保温、缓震等这些大家都知道的功能,脂肪还有一个出人意料的功能,即维持身材的平衡。

当一段时间内你摄入了很多能量,脂肪增长很快的时候,身体就会开始分泌一种激素,这种激素的作用是微微抑制食欲,稍稍提高基础代谢速度,它要想方设法防止人体体重骤增。也就是说,除了你的头脑不想变胖,你的身体同样不想让你变胖。所以,它就会分泌这种增加饱腹感,帮助你维持身材平衡的激素。这种激素就叫作"瘦素"(Leptin)。这个名字是由它的发现者弗里德曼在1995年取的,源自希腊语"Lepto",含义就是"瘦"。瘦素是由脂肪细胞分泌的,它给大脑发出信号(下丘脑部位),告诉大脑:"我身体的能量已充足,无须再吃了。"

我们的脂肪在努力调控自己,它要维持身体平衡、健康,避免一下子增重太多。但是如果瘦素分泌了,它已经对大脑发出信号:"能量够了!太多了!别再吃了!"这时你因为各种原因(如情绪因素的干扰等),不听瘦素的劝阻,依然吃很多很多东西,那么你的身体就会做出反应,即"瘦素抵抗"。大脑会对身体发出的这个信号进行屏蔽,不再当回事,这时我们的体重就会增加。因为身体持续产生大量的瘦素,使大脑瘦素感受器长时间接受高强度刺激,为了避免这种连续刺激对身体造成伤害,大脑瘦素感受器的敏感性就会变弱。就好像《狼来了》故事里的那些村民,孩子喊"狼来了"的次数太多了,村民如果每次都扔下锄头去躲避"可能来的狼",就根本无法正常生产生活了,所以他们后来对"狼来了"这句警报的信号也麻木了。大脑像村民一样懒得搭理瘦素的信号了,接收不到瘦素的饱腹感信号,因而也不知道我们有足够的脂肪储备,它就觉得身体还处在挨饿状态,就会驱使你继续吃,然后就此陷入恶性循环,所以你就会越来越胖。当你无法控制好食欲,总是没有饱腹感,无法处理好和食物的关系的时候,发生瘦素抵抗的可能性比较大。

应该如何恢复大脑对瘦素的敏感性呢?首先,睡眠非常重要,甚至和饮食、运动同样重要。研究发现,睡眠会影响大脑对瘦素的敏感性。所以说,睡着睡着就瘦了,真的是有科学依据的。另外,可以多摄入蛋白质,足够的蛋白质对提高瘦素的敏感性有帮助作用。还要适当运动,体力活动有助于逆转瘦素抵抗。最重要的是,一定要给自己一点耐心,慢慢去调理自己体内的激素,让身体一点点地变健康,才能健康长久地解决肥胖问题。

现在回过头来再看,在最开始出问题的环节,为什么我们身体分泌瘦素、发出信号之后,你会无视身体的信号,继续想吃呢?最常见的是情绪的影响,比如当我们心情不好、焦虑难过的时候,会习惯用吃东西这个方式来安慰自己或者缓解自己的焦虑。所以当我们学会用其他方式来处理自己的情绪时,就可以从根本上让身体回归平衡状态。这些内容在后面的章节中我们会详细探讨。

2. 改变饮食习惯真的很难吗？

很多人都认为饮食对减肥瘦身的影响非常大，几乎起到决定性作用。同时认为改变饮食习惯非常难，有人无肉不欢，有人无辣不欢，有人天生喜欢碳水化合物……所以那些健康的减脂餐吃几天就坚持不了了，会无比怀念汉堡、烧烤、小龙虾。事实真的是这样吗？饮食喜好和习惯真的很难改变吗？看完这本书，你会发现，就像那个被吸管穿透的土豆一样，难，只是我们认为难，只是因为有些方法我们暂时不知道，当我们知道了方法并且开始尝试时，就会发现瘦身原来这么简单。

首先我们需要了解一下"肠道菌群"的概念。在2015年之前，我们一直将人体看作一个生命体，在2015年之后，国际上一般把我们的身体看作生命和微生物的共生体。我们的消化道和呼吸道里所含有的细菌数量的总和是构成我们身体所有细胞数量总和的约10倍，它们其实是共生体。所以你的饮食习惯往往不是由你自己决定的，而是由你、你的情绪和你的肠道菌群共同决定的。

我们先说一下比较简单的肠道菌群。是什么让你的肠道菌群保持一个稳定状态的呢？是你日常的饮食习惯和它所生长的环境。一般来说，如果你喜欢吃油腻的东西，那么你的肠道里就会有大量喜欢高油脂的细菌；如果你喜欢吃高甜食物，那么那些喜欢分解糖分的细菌就会较多地寄生在你的体内；如果你喜欢吃素，那么那些喜欢分解植物纤维素的细菌就会更多地存在于你的肚子里。因为你吃得多，它们长得多，它们帮助你分解物质。某类细菌数量比较多，它们就会反作用于你的大脑，因为要分解这个东西供给你和自己本身。因为你们是共生的，它们就会让你进一步喜欢吃油脂高的东西，或者让你进一步喜欢吃甜食，或者让你进一步以素食为主。所以说，有些时候我们想改变一种饮食习惯，难就难在这个地方。你需要用一段时间让自己的饮食习惯促使肠道菌群发生变化，进而养成一个新的饮食习惯。这个时间的长短因人而异，现在实践的结果多样，有的人很快，两三个星期就能改变过来，细菌生长、凋亡，一轮下来它就改变了；有的人就很慢，可能时间需要再长一点。最重要的是，要养成新的饮食习惯，需要放平心态，慢慢改变。

3. 要想减肥，必须饿肚子，痛苦地坚持吗？

靠单纯节食的方式减肥只会达到低健康水平上的瘦。如果你每天饿肚子，那么从长期看一般会减肥失败。因为饥饿是一种信号，饥饿是让你的身体在下一次获取能量之后报复性储存脂肪的一个标志性的信号。"我饿了"是一种紧迫感，是一种特别危急的信号。你一旦有机会获取能量，在下一次获取食物和补充能量的时候，你的脂肪就会本能地加速储存，体重也会报复性增长。这就是为什么我们在调整饮食和运动习惯之前，先要进行心理上的调整，因为情绪和心态是最重要的基础，没有平稳的心态支持和灵活的情绪调整，单纯靠痛苦地坚持是很难长久的。

4. 爱上运动真的很难吗?

我们运用心理学瘦身的目的是调整原来的习惯，包括情绪习惯、饮食习惯、运动习惯、作息习惯等，落脚点都在"习惯"上。因为我们的身材跟日常习惯有很大关系，基本上可以说一个人的生活习惯决定了其体态。

一个原本比较胖的人，什么运动都不需要做，也不用控制饮食，在其他条件都不变的情况下，只新增一项运动，即每天下楼溜达15分钟再上楼。就是这15分钟，打破了他原有静坐的状态，他就会发生一些体态上的变化，所以说打破原有的生活习惯是第一步，也是最重要的一步。我原来觉得自己是一个体能特别差的人，一动弹就气喘吁吁，累得不行。我体能天生不好，所以没办法做任何运动。但是我给自己的这个定义，是真的吗？其实并不是。因为我从小到现在的性格一直是好静不好动，也不需要干什么体力活，所以我的肌肉、我的身体，就会以为：这个人天天养尊处优的，看来生存环境很安全，遇不到什么危险，因此我肌肉的力量、速度、灵活度及柔韧性就都不行，并非我天生就是一个体能差的人。当我试着动起来时，我发现我的体能、体力、柔韧性、反应的灵活程度竟然都得到了明显提升。所以不是我们不行，而是我们需要去重新唤醒我们的身体，适应一个新的状态，这需要一个过程。当我们把"动一动"变成像洗脸刷牙一样的日常时，健康苗条就是一个自然而然的结果了。

既然如此，怎样才能养成一个新的运动习惯呢？难道不需要痛苦地自律坚持吗？后面我们会具体讲解，从心理角度稍做调整，其实爱上运动也是一件非常简单的事情。完全不需要刻意、自律、坚持……你完全可以跟随自己的感觉随心而动。就比如现在，假如你想动一动，那就站起来伸伸懒腰，走几步，活动两分钟，就非常好。改变习惯最重要的不是"坚持"，而是"开始"，每次开始行动前大量的纠结、矛盾、心理建设才是痛苦和困难的原因。所以择日不如撞日，就从此刻开始吧，站起身，扭一扭，伸展一下。

恭喜你，已经开启了为身体健康、身材轻盈而运动的第一步。

提升瘦身资格感

资格感，顾名思义，就是获得某件事物（做成某件事情，成为某种人）的资格。

若想做事成功，那做事的人必须在深层意识中认为自己是具备成功资格的人。有了这个信念的人，就具备了心灵的有力暗示，这是实现目标的关键。

而资格感缺失表现出来的症状就是在某些事情上觉得"我不行""我不配""我不值得"，等等。这几个字就像魔咒一样，深深地藏在自己的潜意识深处，阻碍着自己前行，甚至自己根本意识不到。但是一旦做某些事的时候，这些念头就会自动冒出来，就像一根无形的绳子，紧紧束缚着你，让你感觉人生艰苦，很纠结。遇到自己明明想要的东西你却总是不自觉退缩,或者根本不敢想，不相信，更加无法行动。甚至在自己即将成功的时候莫名其妙地总是失误，做出一些看似愚蠢的选择，或者拖延，或者生病，产生的各种莫名其妙的原因将成功推走，以此来验证自己的"不配感"。

比如，有人会在潜意识里觉得自己没资格拥有金钱。曾经有一位来访者，是一位男士。他事业很成功，每个月的销售额有上百万元。可是他并不开心，因为销售额虽然多，他却留不下多少钱，总有各种各样意外的事情让金钱刚到手就得花出去。在辅导过程中我了解到，原来从他父亲那一辈开始，就有一个关于金钱的信念传递下来：钱够花就行，拥有太多钱是一件危险的事情。所以即使他赚钱能力很强，但当他手里有钱的时候也会有种隐隐的不安感，内心的这个信念会促使他赶快把钱花掉，这样潜意识才觉得安全、踏实。

还有的人对"赚钱"这件事资格感不足，比如，虽然天天喊着"我要暴富"，但实际上一旦有赚钱的机会、工作提升的机会，他却不自觉地先打起退堂鼓，甚至总会在关键时刻掉链子，错失很多赚钱机会。还有的人，对"花钱"资格感不足，我曾经就是这样，给孩子、老公买东西，从来不心疼，都买最好的，给自己花钱却总是考虑再三，最后只能去商场买过季的打3折以下的衣服。同样，也有人对别人的肯定资格感不足，当别人夸自己的时候浑身难受；有人拒绝别人的资格感不足，就会因自己无法拒绝别人而困扰，或者拒绝之后心里会很难受；有人对休息资格感不足，一闲下来就浑身难受；有人对美好的两性关系资格感不足,所以总会不停地问自己的另一半:你爱我吗?你真的爱我吗?你爱我什么呢?无论对方回答多少遍都无法从心底确信,直到有一天对方被问得烦了,敷衍地回答了一下,自己又联系到生活中的某些蛛丝马迹,内心便立马出现一个声音:"看,他果然不爱我。"以此来验证自己心中没资格被爱的信念。

资格感不足多产生于孩童时期与父母的互动关系中,一些语言、事件导致了童年时期深层的限制性信念,到成年后便成为一种束缚。在印度,驯象人用一条铁链把小象拴在柱子上。由于力量小,小象无论如何都无法挣脱铁链,几经反复后小象不再挣扎,直到长成了大象。虽然大象现在可以轻而易举地挣脱链子了,但是惯性使然,大象已经习惯了这条铁链的束缚,于是不再挣脱。其实我们也是这头大象,被一些其实已经完全不需要的信念束缚着,无法活出轻松自由的人生。

如何了解自己的某些困扰是否源于这方面的"资格感不足"呢?假如确实是资格感不足,又该如何调整呢?若干年前,带着这样的问题,我参加了国际级 NLP 大师李中莹老师创立的多个培训,这份经历让我受益匪浅,像破茧重生一般,我的各方面都有了很多新的突破。其中,融合了多种后现代心理学技术的"简快身心积极疗法"系列相关培训,对我影响最为深远。本书中的很多技巧、灵感,就来自"简快"学问实用易操作的"工具箱"。关于"资格感",李中莹老师的学问中也有简单实用的"小工具"。如果你愿意,可以跟随我来试试看。首先,请你通过下面的简单方法测试一下自己在某方面的资格感是否不足。打开你手机的前置摄像头,按下录像按键,看着屏幕里自己的眼睛,尝试说出以下四句话:

我有能力＿＿＿＿＿＿＿＿＿＿＿＿＿＿＿＿＿＿＿。

我有资格＿＿＿＿＿＿＿＿＿＿＿＿＿＿＿＿＿＿＿。

我爸爸允许我＿＿＿＿＿＿＿＿＿＿＿＿＿＿＿＿。

我妈妈允许我＿＿＿＿＿＿＿＿＿＿＿＿＿＿＿＿。

填空举例：

赚钱／花钱／休息／幸福／被爱／成功／拒绝别人／被别人拒绝／活着／失败……在空格里加上你想测试的事情,然后眼神不要躲闪,看着屏幕里自己的眼睛用心说出这四句话,体验在说话的时候你的情绪和身体感受是怎样的。

每次只能测试一件事物。

例如:

我有能力赚钱。

我有资格赚钱。

我爸爸允许我赚钱。

我妈妈允许我赚钱。

说完回看一下你的视频,你发现了什么?

有人无法直视自己的眼睛,有人的眼睛在说到某句话的时候会一直眨,有人的眼睛会泛起泪花。简单到不能再简单的四句话,有人磕磕巴巴就是说不下来。还有人在说的时候会有轻微或者强烈的情绪感受,或者是躯体的反应。

眼睛是心灵的窗户,身体和情绪是潜意识最直观的体现,你在说这四句话时的状态,就反映了你是否在这件事情上具备资格感,是否发自内心地相信自己。如果深层的资格感不足,那么无论在生活层面做多少努力,多么克制饮食,多么律己健身,都只会事倍功半、收效甚微。

我们来测试一下,虽然你口口声声地喊着要减肥,但是在内心深处,你对"轻盈美丽身材好"这件事,资格感如何呢?

再次打开手机的前置摄像头,看着屏幕中自己的眼睛用心对自己说出以下内容。

例如:

我有能力瘦10斤。

我有资格瘦10斤。

我爸爸允许我瘦10斤。

我妈妈允许我瘦10斤。

你的感觉如何?说得顺畅吗?情绪和身体的感受是什么?

假如很难一次性顺畅地说下来，调整下词语，改为：

我有能力瘦1斤。

我有资格瘦1斤。

我爸爸允许我瘦1斤。

我妈妈允许我瘦1斤。

这次的感觉呢？是不是底气和气场都很足了？曾经有一位来访者想增强自己与金钱之间的关系，她在辅导中做了这个练习。特别有趣的是，当她说："我有能力赚钱……"时，感觉有些怀疑；当她调整成"我有能力赚大钱……"时，她汗都下来了，恐慌地连连摆手，说"不可能不可能"；当我再让她调整为"我有能力赚10元"时，她感觉十分轻松且毫不怀疑。所以当把一个她觉得踮踮脚就能够到的数字作为日常提升资格感的目标时，她感觉非常好，并且不到3个月她就实现了第一个赚钱小目标，跟我兴奋分享后又多了一份自信。

在瘦身中也是如此，你可以将后面的词语换成"瘦20斤/轻盈/美丽/好看/苗条"等，作为每天早上洗漱完毕后的对镜练习，不需要很长时间，你就会发现因为资格感提升，自己由内而外发生的神奇变化。

轻盈生活小妙招

> 我们的头脑是制造戏码和编剧的高手。真正的自由就是你能够理解，你不必听信你脑袋里的那个声音。而且，想思考的时候就思考，想停下来的时候就停下来。
>
> ——张德芬

当你在健康瘦身的路上遇到瓶颈时，当你不由自主地产生一些自我否定的念头和想法时，不必苛求自己马上换一种积极的思维，就只是暂停一下，轻轻对自己说一句："谢谢你和我分享你的观点。"就可以优雅地让自己从这种纠结和内耗中走出来。

阻力2
不成熟的情绪表达方式

情绪与身体的关系

回忆一下,你在什么样的场景容易吃很多东西甚至暴饮暴食?

1. _____
2. _____
3. _____
其他:_____

将填写的这些场景,与"因为饿而多吃"对比,它们在你日常生活中出现的比例分别是多少?把比例也分别标注在后面。

你发现了什么？其实真正因为饿而吃东西的时候是非常非常少的，甚至有的人很少因饥饿而进食，而因为"情绪"触发"食欲"的占比却非常高。我们经常在感到压力很大的时候吃一顿美食，在感到焦虑的时候吃点零食，在陷入内疚懊恼及悲痛愤怒之中却无法排解的时候，用食物塞满嘴巴，这是最简单的安慰自己的方式。久而久之，我们的身体像一个越来越大的容器，其承载的情绪和脂肪也越来越多。心情越不好越想进食，越吃越胖，越胖心情越不好，心情越不好越想吃……情绪与身体之间的关系陷入一种恶性循环。

情绪与身体之间的关系不仅仅体现为"化情绪为食欲"。还有的人其实吃东西极少，但是很奇怪，他"喝凉水也会胖"。这种情况就是情绪没有通过进食得到发泄，而是直接通过身体表现了出来。

美国著名心理学家露易丝·海在名著《心理的伤，身体知道》中说："不被察觉的负面情绪，都会以疾病的方式显示自己的存在，身体的不适和病症源于我们内心的求救，它指引我们去直面自己的真实需求。"

美国研究人员实验证明：人在紧张和愤怒时会引起血流量和血管的变化。他们对 26 名冠心病患者测试发现，患者在心理紧张时病变的动脉会进一步狭窄，缩小 9%～24%，血流量减少

27%。其实不用考量这些研究，回顾一下我们的日常生活：你是否在感到焦虑的时候头痛或冒痘？你是否见过因压力过大而斑秃的职场人？你是否有过一着急上火就立马得口腔溃疡的经历？你是否在上台演讲时因为紧张而腿脚发抖？情绪和我们的身体状况息息相关，身体是情绪最直接的载体。当一个人的情绪能够顺畅流动时，那么一般他的身体状态也就比较健康平衡，不会太胖或者太瘦，反之就会失衡或者生病了。

很多人瘦身只是简单粗暴地管住嘴，却完全不理会情绪，身体又怎么会配合我们呢？如果我们不照顾情绪，一直勉强自己做事，那么坚持不了多久就会在某个时刻爆发，一点点小事就可能成为导火索，所以情绪是一切的基础。

我们常认为，外界发生的事情引起了自己情绪的变化，实际上情绪主要是由自己内心的信念系统（信念、价值观和规条）决定的，外界发生的事情只不过是诱因。外部世界的变化我们没办法控制和改变，但是自己内在的信念系统是可以改变的，因此相关的情绪也可以发生转化。

社会上有个普遍说法：负面情绪。人们把愤怒、悲伤、委屈、失望、难过、焦虑等这些情绪统称为负面情绪，认为高情商就是能够控制住自己的负面情绪，仿佛这些情绪是自己的敌人一样，时时刻刻想消灭它们。其实这是一个很大的误区，情绪不但没有正负之分，并且情绪还是我们最忠诚的朋友。

情绪是生命所必需的。哪些人没有情绪呢？机器人，植物人，已经死去的人。所以，假如你觉得自己还有情绪，还有感觉，恭喜你，说明你还在生龙活虎地活着。情绪是大脑储藏的经验记忆和大脑及身体相互协调、推动所产生的现象，所以一个正常的人必然是有情绪的。没有情绪，或者缺乏某种情绪的人，才是不完整的。就好像身体的痛、痒、酸、麻，这些感觉虽然让我们不舒服，但却是我们生存和生命延续所必需的。没有丝毫痛感，才是一件真正危险的事情。

情绪也永远都是真实自然的。在思维、身体和情绪这三者中，思维是可以骗人的，而身体和情绪不会。痛就是痛，生气就是生气，开心就是开心，感动就是感动。情绪产生就是产生了，不讲道理，不会伪装，真实自然。我们常常受到思维的干扰，所以当你能聆听到身体和情绪的信息时，就可以更好地去判断，这是我们生命中巨大而珍贵的资源。

另外，情绪本身从来不是问题。假如你肚子痛去看医生，医生说："肚子痛啊？把肚子切除吧。"你会觉得医生的建议简直是天方夜谭。肚子痛只是身体不舒服的症状，它是身体释放出的信号，提醒我们需要关注身体了，也许是肠胃炎，也许是阑尾炎或者其他问题，我们需要好好休息或者做一些事情照顾自己的身体。情绪也是这样，它只是症状而已，和身体发烧、某个部位疼痛一样，本身不是问题，反而多亏有它的提醒，我们才能够知道自己的身体出现问题了。而绝大部分人却把情绪给大脑送信本身看成问题，以为消灭了信差，问题就不存在了。

所以，情绪是我们的好朋友，它是来帮助和保护我们的。每次情绪的出现，都是一次机会，是更好地了解自己、关照自己和提升自己的机会。正如学步期的每次摔倒和疼痛，都是我们提升能力、了解环境的机会。情绪不存在正负之分，也没有对错，每种情绪都有它的正面意义，没有痛苦，如何改变？没有愤怒，如何捍卫自己？没有恐惧，如何躲避危险？

很多人之所以抗拒情绪，是怕自己沦为情绪的奴隶，仿佛一旦情绪上头，就会失去理智，所以努力控制甚至压制自己的情绪，无法和情绪友好相处。其实情绪是生命的一部分，就像我们的身体一样，生命存在，它才存在，情绪和身体忠于我们的生命，只是很多人没有找到和它顺畅沟通的方式，没有利用好甚至排斥这个资源。本章会提供很多关于情绪、身体沟通的方法，帮助你重新找回生命最忠诚的伙伴，让它更好地为你服务。

情绪还是储存记忆的好帮手。你还记得学生时代背过的那些课文和复杂的数学公式吗？当时它们是重要的知识点，你背诵了无数遍，但是很多我们努力记住的东西，一段时间后就被忘得干干净净。可是你在小学演讲比赛中获奖的心情,你闯祸后担惊受怕的经历,却深深地刻在记忆里。因为它们常常伴随着强烈的情绪感觉,这份情绪感觉帮我们更好地储存了相关记忆。

情绪还有一项非常了不起的功能。情绪使我们更好地了解自己,轻松、愉悦、兴奋、快乐等情绪是我们做事的动力源泉,恐惧、害怕等情绪可以使我们规避一些危险。情绪也使我们更好地理解他人,虽然每个人的认知和思维不一样,可深层的情绪却是相通的,在感知自己情绪的同时理解别人的情绪,可以使人与人之间的距离更近,沟通效率更高。

情绪的识别

情绪对我们如此重要,是我们生命中最忠诚可靠的朋友,从我们诞生的那一刻开始,它就形影不离、不眠不休地陪伴着我们,即使在我们进入睡眠状态的时候也不例外。可是我们对这个陪伴了我们几十年的朋友有多少认识呢?现在请你掰着手指数一数,或者就在下方写一写,你能够说出的描述情绪的词语有多少?

_____

_____

_____

_____

有人可以说出喜、怒、哀、乐、愁等几种,有人可以描述出十几种,我曾经也遇到过一部分人,很纳闷儿地问我:"情绪不就是开心和不开心两种?还用得着数吗?"实际上据统计,现在可以描述情绪的词语有500多个。而识别情绪,是情绪管理的第一步。

著名心理学家David R. Hawkins分析了比较有代表性的17种情绪的能量等级，从最低频伤身的情绪，到最正面、滋养身心的情绪。如图4-4所示，分别有羞愧、内疚、冷淡、悲伤、恐惧、欲望、愤怒、骄傲、勇气、淡定、主动、宽容、明智、爱、喜悦、平和、开悟。

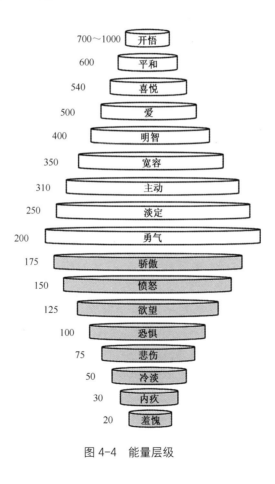

图4-4 能量层级

鉴于我们的头脑有健忘的特性，这次邀请你试试看用身体和情绪来帮助自己记忆这 17 种常见的情绪和特点吧。

请你准备 17 张 A4 纸，分别写上这 17 种比较有代表性的情绪，写好后按照顺序将它们平放到地面上，摆成一条直线，每张纸间隔大概一小步的距离。

摆放好后，站到能量较低的情绪一侧，双手自然垂放在身体两侧，做几个深呼吸。感觉完全放松后，请你先双脚轻轻地站到第一张写有"羞愧"的纸上，用心去感受当你站立在这个情绪状态里的时候，你的情绪和身体的感觉是怎样的。你的站姿，你的双手双脚，你的表情，分别是怎样的？你的眼睛看向哪里？充分感受以后，请你从第一张纸上退出来，重新调整呼吸，也可以甩甩手、跺跺脚让自己从上一个状态里抽离出来。准备好，再慢慢站到第二张写着"内疚"的 A4 纸上，同样用心去感受在这个状态下自己的情绪和身体感觉，从头到脚扫描、体察自己的状态是怎样的，身体是冷的还是热的，眼睛看向什么地方……

等到充分地感受后，请你退出来，重新调整后再一次站到第三张、第四张……一直到第十七张纸上去，你会感受到 17 种截然不同的奇妙的状态，你可以一一和这 17 种常见的情绪词语配对。就像一旦学会了骑自行车，即使很多年不骑，也不会忘记，情绪和身体的记忆几乎是永远存在的。

在这个过程中你有哪些发现？你想到了什么呢？有什么画面或者情绪流动出来吗？在生活中你常常处在哪几种情绪里呢？

令很多人意想不到的是，排在最低的、对身体伤害最大的不是我们以为的恐惧、愤怒、悲伤等情绪，而是羞愧、内疚。当处在羞愧、内疚状态的时候，能量非常低，身体是沉重的，绝大多数体验者的头都是低着的，整个人缩着，眼睛会聚焦在地面的某个点上，无法关注周围的人事物，恨不得自己能够隐身。

冷淡（50）：表现是头稍微抬起一些，对周围事物的感觉像隔着一层东西，漠不关心。身体不再那么蜷缩，手脚往往是冷的，甚至常常出现双手抱臂的身体姿态。

悲伤（75）：一半以上的体验者会有情绪波动，脑海中浮现过去失去的亲人或者事物的画面，腿是沉的，甚至站不稳，摇摇晃晃，注意力沉浸在过去，视线虽然不再只盯着地面，但是感觉到的周围世界是灰暗的。

恐惧（100）：在这个情绪状态中，身体会发冷、发紧，头部像凝固了一般无法舒展放松，四肢紧张，能够感知到比前几种情绪更多一些的环境状况，但是充满不安全感，对所有的事物都充满了防御。

欲望（125）：到达这个情绪状态，整个身体会像长高了一样,很多体验者的手开始无意识地抓握,也会时不时地跺脚,重心在上半身,下半身不稳,心有点慌。欲望在很多时候能使我们达到目标,但欲望是没有止境的,一旦欲望的重要性大于生命本身,我们就会沦为欲望的奴隶。所以,当你想要某种东西时,要觉察、区分,这是自己的愿望,还是自己的欲望。

愤怒(150):如果有人能跳出冷漠和内疚的怪圈,并摆脱恐惧的控制,就开始有欲望了,而欲望会带来挫折感,接着引发愤怒。处在这个情绪状态的人往往手臂和手发沉、发紧,甚至不自觉地握拳。愤怒往往来自未满足的欲望,或者想逃离的恐惧。但是,愤怒的状态,是开始有力量的体现。

骄傲(175):到这个情绪状态的人,身体不再紧张、蜷缩,会有所放松,头往往轻微上仰,经常不自觉地俯视环境。骄傲可以带来积极美好的感受,但同时其存在是建立在外界条件下的,一旦条件不具备,很容易转变为愤怒。

勇气(200):这是非常重要的能量状态,是一个带有主动性的情绪状态。处在勇气状态下的人,会感觉从脚底生出一股力量,这股力量可以引领自己穿越恐惧,突破困境。只要从这个情绪状态中汲取能量,就有可能把自己从前面低频无助的状态里拉出来。

淡定(250):处于这个情绪状态的人,身体是舒展放松的,能够感知到周围的人事物，同时是灵活的、比较稳定超然的、有安全感的，无论面对挫败还是面对恐惧都比较镇定从容，有吸引人的力量。感受到"淡定"后，再与前面的"冷淡"相比，就会知道完全不是一回事儿。冷淡是无奈之下的麻木状态，淡定是发自内心的放松超然。

主动（310）：身体更为舒展有力，双腿稳定，身体发热，视野内能看到、感知到的人事物更多，并且是彩色的、灵动的，对周围事物有跃跃欲试的感觉。在淡定的状态下能接纳世界，而主动的人能动性更大，有改变世界的潜能，不会因于骄傲，也能坦然看到自己的不足，迅速成长，比较容易取得成功。

宽容（350）：处在这种情绪状态的人感觉非常好，身体温暖柔软，不会再去纠结，对是非对错不太感兴趣，更容易将注意力放在发现和感受周围世界的美好上，愿意解决问题，在欣赏外界的同时不再受外界的影响，安定和快乐都来自内在。

明智（400）：明智的情绪能量状态超越了较低能量的情绪状态，视野会更加宽广，会有更多的感知和分析思考。很多思想家、科学家、政治家等都处在这个能量层级。

爱（500）：处在这个情绪状态的人会感觉到稳定、温暖、美好，很滋养，视野更宽更广，不但能看得更多、更清晰，也能关注到周围人事物的情绪状态，并且无论什么样的人、事、物，都能够发现其美好的一面，感觉是流动的、温暖的。这不是生活中通常意义的那种"爱"，生活中所谓的"爱"一般是有条件的，一旦受到挫折就会转变成愤怒或者其他。这里的爱是无条件的爱。

喜悦（540）：当爱的情绪体验越来越多的时候，它便开始发展为内在的喜悦。似乎一切都自然而然地发生着，一切都是应该发生的，一切都毫不费力地发生着，世界充满了美好。

平和（600）：处于这种情绪状态的人不但能看到眼前的人事物、环境，甚至能看到远方的窗外的景色。感觉一切都生机勃勃、光芒四射，这是身心合一且非常稳定的卓越状态。

开悟（700～1000）：奇妙的是，虽然很多人并不知道"开悟"这个生活中并不常提到的词具体是什么意思，但是一站到"开悟"这张纸上，就会产生很特别的感受，甚至能看到很远很远的地方，远到能看见一些仿佛电影一般的美好画面。这是极少数的意识与身心合一的状态。

负面情绪的正面意义

正如羞愧和内疚也有能量一样,情绪没有正负之分,只是有的能量频率高,有的能量频率低。在内心情绪能量频率高的状态下,人可以积极应对困难;在情绪能量频率低的状态下,一根稻草也可能把一个人压死。那是不是永远保持在高频的能量状态里是最好的,而一到低频状态就会十分痛苦呢?其实即使低频的情绪状态也是有能量的,也有其正面意义。事物没有绝对的好与坏,这些情绪状态在我们的生命中都有非常重要的价值,一个人也不可能从出生到去世一直都在"喜悦"或者"淡定"的状态里。

比如愤怒,它能够给人一种力量去改变不能接受的现状。一些在婚姻中遭受不良对待的女性,假如她们没有愤怒的情绪,就很难下决定结束一段伤痕累累的关系。对于内心力量不足的人而言,通过合理运用愤怒的情绪,就可以做出一些平时做不到的事情。

比如悲伤，这是我们面对失去的情绪状态，悲伤流动过后，我们会从中得到更多的力量。

比如恐惧，它可以让我们规避很多可能威胁生命的危险状况。当一个人在极度恐惧的时候，他会特别敏感，甚至任何风吹草动都逃不过他的眼睛。所以恐惧的积极作用是，让我们的感官更敏锐，反应更加迅速，人在这种力量的支配下，有时候会爆发出超乎常人的潜能力量。例如，我们经常看到这样的社会新闻，有孩子即将从高空坠落，往往楼下的妈妈看到后会狂奔过去接住孩子，好像奇迹一般。但是在正常状态下，人却无法拥有那么快的奔跑速度和如此准确的判断力。真正的勇气并非无所畏惧，而是带着恐惧，还能继续走下去。

比如焦虑、紧张，这说明我们很在乎此事，此事对我们很重要，需要格外重视。这亦提醒我们是否已经具备面对此事的能力，更说明我们遇到了新的机遇和挑战，即将进一步突破舒适区。

即使能量很低的情绪，如内疚、惭愧、遗憾，其本身也充满了意义，在提醒我们去处理未完成的情结，指引我们去做一些事情。当我们明白了它的意思时，这份情绪便会推动我们做事，转化成新的力量。

情绪的表达

中国人大多不太会直接表达自己的情绪，低频情绪来的时候，很多人要么选择控制情绪，一味压抑和隐忍；要么选择发泄情绪，暴饮暴食，疯狂购物，做出一些有破坏性的行为，以及借助酒精等发泄。从小被教育"不许哭""男儿有泪不轻弹"，很多人没有学习过如何合理地表达情绪。

其实每当我们内心有或大或小的情绪时，就像身体里来了一股洪水一样，它是不断流动和变化的。有开心，有难过，有生气，有委屈……我们喜欢分享开心的情绪，但是当你有了委屈、愤怒等情绪时，却很少能合适地表达出来。于是我们自己或外界习惯性地把它们压制下去了，这就好像我们在自己的心里面建了一个坝，把这股情绪洪水拦住了。虽然表面上风平浪静，但是内心的这个情绪并没有流走，它只是暂时被压制住了。下一次当同样的情绪洪水涌来时，我们就再把坝加高，还是压制、拦住它。再下一次，再继续把坝加高。直到有一天，一股或许并不大的情绪洪水涌来了,但坝已经加高到了极限,拦不住了,于是大坝轰然垮塌了,情绪的洪水就爆发了,而且一旦爆发就是灾难级洪水。在别人看来那不过是一点小事而已,当事人的反应却不可思议、歇斯底里,实际上那是积压了很久的一个情绪的爆发,伤心又伤身。

人们在出现情绪时,本能的表达路径有以下几种,如图4-5所示。

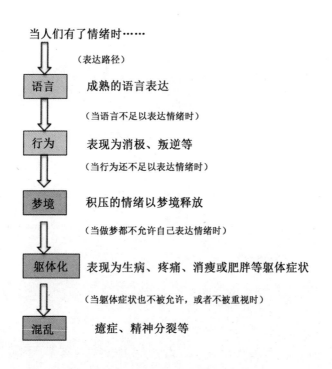

图4-5 情绪的表达路径

情绪出现后,最合理简单的表达方式就是使用语言。但是我们从小接受的教育往往不允许我们说出自己软弱的一面,所以当语言不能够表达情绪时,就只好用行为来表达。例如,孩子的叛逆、离家出走;成人的拖延、消沉、摔东西、暴饮暴食、疯狂购物,等等。这些都是因为内心的情绪无法用语言表达,继而演化为行为表达。可是有时候行为也是不被允许的,要么被父母镇压,要么自控能力非常强,不允许自己用这些行为来发泄,无处可去的情绪又会去往哪里呢?会通过梦境来释放。但还有的人道德感特别强,做梦也不允许自己犯错误,可是负面情绪还在身体里无法表达。这时候怎么办呢?往往身体就会呈现出"躯体化"表征:产生一些不舒服的症状,或者肥胖或者消瘦,以此来表达未能表达出的情绪,希望能引起你的注意。假如这时候,身体生病了,但主人还是没有收到警报,没有去关照自己的情绪,而是继续压制,无视信号,那就离混乱不远了,即精神分裂。

案例

一位受肥胖困扰的来访者,在辅导过程中提到自己无法接受的一件事是,她经常做噩梦,梦里面的自己常常是杀人恶魔。但生活中她是一个从来没跟人红过脸的人,是单位里公认的好人。她不明白自己为什么会做这样的梦,而且还控制不了。还有,她在现实生活中非常自律，甚至已经有很多年没有放屁了，因为她觉得放屁是一件特别不优雅、非常尴尬的事情。第一次见到我的时候，她的体重已经达到180多斤，稍微动一下就大汗淋漓。

这是一个典型的因情绪压抑而导致肥胖的"老好人"。后来在辅导中，我引导她做了一个练习。我让她选了3个关键词描述自己，她说的是：

A：善良，自律，温柔。

然后我请她把这3个关键词的反义词说出来：

-A：残暴，随便，愤怒。

最后我让她尝试造句：

我是×××。

我是善良的，同时我也是残暴的，一个人同时拥有这两者是多么美妙的事情，我对我的生命说是。

我是×××。

我是自律的，同时我也是随便的，一个人同时拥有这两者是多么美妙的事情，我对我的生命说是。

我是×××。

我是温柔的，同时我也是愤怒的，一个人同时拥有这两者是多么美妙的事情，我对我的生命说是。

…………

一开始她根本无法接受把自己说成残暴、随便、愤怒的，自己明明那么善良，也从不跟人生气。我建议她不用想那么多，就只是简单的一个造句练习，去体验就好。当她终于一遍遍重复这几个句子时，眼泪突然滚落下来，多少年来内心的委屈、愤怒都开始流动出来……她哭了好久好久，我没有打扰她，也不知道她想起了什么，或者并没有什么具体的事情，就是心理上一些莫名的情绪，被看到也被允许了。

几个月后，她给我反馈，表示从那次以后，她再也没有做过杀人的噩梦了，而且奇妙的是，她也开始放屁了，并且不觉得这是一件多么不能接受的事情了。一年之后我再次见到她，差点没有认出来，在没有任何节食和运动的情况下，她自然而然地瘦了30多斤，整个人都轻盈、年轻了很多。

语言、行为、躯体化、梦境、混乱，情绪表达的这5种路径，你最轻车熟路的是哪条呢？对于习惯了混乱和梦境表达的人，假如开始有行为表达，这也是一种进步。例如，经常有自杀自毁倾向的青少年经过心理辅导，父母会发现孩子开始叛逆，叛逆本身是生命开始有力量的表现，提升了一个表达层级。当然我们最理想的情绪表达路径是，通过成熟的语言来进行表达。所谓"成熟的语言"，就是当人事物触发了我们的情绪时，我们既不用隐忍控制，也不用攻击对方让"战争"升级，而是既能够很好地表达自己的情绪，又不伤害对方。

成熟的语言表达是可以通过刻意练习掌握的。

句式特别简单：

当……时（外界发生的人事物），我的感觉是……（自己的情绪和身体感受）

例如：

当你这样指责我时，我的感觉是心里很难过，非常头痛。

当我的竞聘讲演失败时，我的感觉是心情非常沮丧，垂头丧气，不想说话，浑身无力。

前面描述发生的事情，后面用心去感受当这件事情发生时，自己的情绪和身体的感觉，然后用语言描述和表达出来。

这便是用成熟的语言表达情绪的方式。当我们能够用成熟的语言表达情绪时，就不需要行为、躯体化、梦境、混乱等路径了。情绪的洪水，它来了，它得到表达又走了，它只是流经了我们的身体，而不会压抑在我们的身体里了。

成熟的语言表达的 3 个对象如下。

1. 向自己表达

心理学上有一句话，叫作"看到就是疗愈的一半"。向自己表达情绪，便是很好的自我疗愈的过程。当外界发生的一些事情扰乱了我们的内心时，我们可以给自己一点时间，呼吸、放松，然后对自己说："是的，当这些人事物发生时，我的感觉是……"去充分地表达，你甚至可以感觉到这份情绪在你身体里的哪个部位，也许是胸口，也许是头部，也许是乳腺，也许是胃部……当你感觉到它在你身体里的某个部位时，继续对自己说："是的，我看到你了，你是我的情绪，当我看到你时，我的感觉是……"继续感受身体里这份情绪的变化，它会指引你找到答案。

2. 向他人表达

你可以向当事人表达，也可以向朋友等其他人表达。还是用这样的句式：当……时，我的感觉是……描述感觉会让别人更好地理解你，这份理解和共鸣会带来非常好的治愈效果。我们平时常常花费大量的时间去和别人争论或者讲述事情的对与错、来龙去脉，却很少去表达事件给自己带来的情绪感受。如此一来，你越希望别人理解自己，往往越适得其反。

3. 向环境表达

万物有情，大自然是最好的疗愈师。当你有一些情绪不知道该如何向别人表达时，那么大自然就是最好的倾听者。

我曾经在自己第一次登上讲台前，走进附近的一片小树林，对其表达我的情绪:"大树们,小草们,我马上要讲课了。可是我好想逃走啊!因为我感觉非常紧张,非常焦虑,大脑一片空白,手都不知道该往哪里放了。"然后一阵风吹来,树叶哗哗作响,就仿佛大树们在给我鼓掌加油一样。

我也曾经跟路边的一朵小花诉说心中的秘密,试试看,跟你手边的书本、水杯、花草树木打个招呼,你会发现这是一种十分美好的奇妙感受。

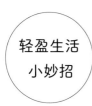

轻盈生活小妙招

当我们并非因为身体需要,而是因为情绪的影响或者内心的创伤被触发,导致自己想吃东西的时候,你可以试一个非常简单易操作的小妙招,试了之后再决定需不需要吃东西。你会发现试完之后,即使没有吃东西,你的情绪也已经缓解了,你不需要通过吃东西或购物等其他方式来安抚自己的情绪了。图 4-6 为 SS 点的位置。

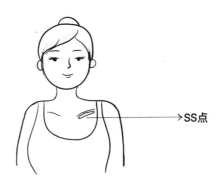

图 4-6　SS 点的位置

第一步，你可以先给自己的情绪感觉打个分，最糟糕是 0 分，最轻松愉悦是 10 分，你现在的感觉是几分？

第二步，先按照下面的格式填空，给自己造个句子：

虽然我 _____，但是我依然深深地、全然地接受我自己。

例如：

虽然我现在感到很焦虑／难过／委屈，但是我依然深深地、全然地接受我自己。

虽然我现在很想吃东西，但是我依然深深地、全然地接受我自己。

虽然我小肚腩很大，但是我依然深深地、全然地接受我自己。

虽然我不喜欢现在的自己，但是我依然深深地、全然地接受我自己。

…………

在这里要注意，有的人说："虽然我是个胖子，但是我深深地、全然地接受我自己。"这个时候你会怀疑，你明明不能接受自己是个胖子啊，理性意识层面出现抗拒。没有关系，继续往下做就行。不管你相不相信，你只需要去说、去做就可以了，在潜意识层面同样是有效果的。

第三步，造好句子之后，把右手放在如图4-7所示的SS点位置，然后对自己用心说这句话，重复6～50次。你不需要真的去数，跟着感觉，你觉得足够了再停下来。

最后，你可以再给自己的情绪感觉打个分，现在是多少分了？

▼

化阻力为动力篇

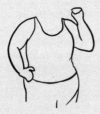
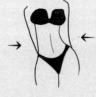

动力转化1
修改自我催眠的"背景音"

催眠其实无处不在

很多人对"催眠"两个字心存警惕,觉得既好奇又神秘,还有点害怕,似乎催眠无所不能,以为它可以随心所欲地操控人们的思想、行为、情感、记忆。甚至有的人以为催眠是一种操控人心的巫术,因为他曾经在电视上看到催眠的舞台表演,一些观众甚至摄像师也会被催眠睡着。然而这一切都是很片面的认知,舞台表演和让人入睡只是催眠的一个很小的应用,事实上催眠是一种非常常见的状态,催眠与自我催眠在我们的日常生活中无处不在。

催眠状态简单来讲就是一个人深度放松或者高度专注的状态。例如,当你沉迷于某个手机游戏的时候,当你专注地开车哼歌的时候，当你的心情随着电影剧情的起伏而起伏的时候，当电视或者广播里播放广告的时候，当你想到一些事情可能的后果而感到害怕的时候……这些都是"催眠"。只是一部分人没有意识到，生活中充斥着各种各样或正向或负向的暗示，我们不知不觉地在自我催眠、催眠别人或者被别人催眠。

回想你的饮食习惯，当你还是小孩子时，你的父母有没有在你剩饭的时候告诉你"把你的食物吃完，浪费可耻""剩饭的不是好孩子""不吃主食吃不饱"……如果你的父母不断给你灌输这些信念，那么这个信念就会跟随你、影响你。而这个

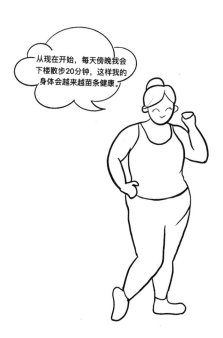

信念就是经由不断暗示所产生的，这也是生活中一种无意识的催眠，如果你相信了它，那它就会一直跟着你，直到它被改变。

> **案例**

有一位体重严重超标的男士，从小的吃饭习惯就是坚决不能剩饭。他说自己从小就被教育要吃主食才能饱，要爱惜食物，农民伯伯不容易，所以他吃饭时别人给他多少他就吃多少，即使很饱也会把碗里的米吃得干干净净。直到后来他结婚了，发现他爱人虽然从小在农村长大，可是吃饭吃饱了从来不会像他一样硬撑。看不得剩饭的他问爱人："你怎么不爱惜粮食呢？你可是正儿八经农民伯伯的女儿，为什么不珍惜劳动果实？"结果他爱人说："因为我吃饱了，如果再吃那么多，那不是加重肠胃和身体的负担吗？我的身体又不是装剩饭的垃圾桶。我是农民伯伯的女儿，也珍惜粮食，可是我爸妈也不希望我把自己撑成个大胖子，我偶尔实在吃不完饭，爸妈就把剩饭给家里养的小鸡、小鸭改善生活了，也不算浪费。"他深受冲击，并且让自己从"再饱也不能剩饭"的这个催眠暗示中解脱出来了。

再回想我们前面参与的那个"扭腰体验"，短短两三分钟，你的身体就突破了极限，给出了令人惊讶的反馈。这期间，我们做了什么呢？只有一件事，我们不停地对自己说："我的腰肢越来越软，越来越柔软，越来越有弹性，像橡皮筋一样……"当我们能够想象出这个画面时，我们就专注在这个想象中，也就是处在自我催眠的状态，结果我们的身体就真的直接给了我们奇妙的反馈。我们在过去的几十年，过去的每一天中，给自己身体的暗示语都是什么呢？是"你会越来越瘦、越来越健康"还是"哎呀，又胖了，怎么这么胖呢？肚子又大了，腿又粗了，水桶腰，大象腿"，原来我们已经在不知不觉中给我们的身体催眠了这么多年！它如此忠诚地接受并执行你的暗示指令，却还要被大脑这个指挥部百般嫌弃。

我们的习惯性语言无时无刻不在催眠着自己，催眠着我们身边的人。你是否常常吐槽孩子拖拉，伴侣懒惰？是否常常抱怨自己倒霉？孩子和伴侣因为你的吐槽变得勤快了，还是屡教不改、变本加厉了呢？这就是为什么我们终将活成我们以为的样子，我们身边的人（特别是白纸一样的孩子）也大概率会活成我们所期望的样子。因为他们生活中的背景音就是各种各样的催眠：我是一个笨蛋，我是聪明的，我总是拖延，我太懒了，我好胖，等等。很多人有限制性信念，就是接受了这些来自他人或者环境中的暗示性语言，被催眠了。

例如，想到农夫山泉，你会想到什么？有点甜。

想到求婚，你会想到什么？钻戒。因为"钻石恒久远，一颗永流传"。

想到减肥，你会想到什么？减肥很辛苦，减肥需要意志力。

……

这些说法长期在我们身边出现，就是在不停地对我们进行心理暗示和催眠。假如不主动采取一些措施，这些认知便会悄悄进入我们的潜意识。此类不断重复的说法到底是真是假，从来都不重要，也很少有人会认真思考。潜意识的特点之一是无法分辨信息的真假，只要这些信息多次出现在生活中，我们无数次说起"减肥很辛苦，没有意志力根本不行"这些话，潜意识就会慢慢相信。而如果你坚定地相信"减肥很辛苦，没有意志力根本不行"，你就的确会感受到辛苦和失败，因为我们总是得到我们相信自己会得到的东西。

自我催眠很简单

如果你发现你已经被负面暗示催眠了很久，不要懊恼，也无须焦虑。因为这恰恰意味着你本身就非常容易受到催眠暗示，自我暗示可以在你的生活中发挥很重要的作用。你需要做的，只是把这些负向的背景音修改一下，掉转方向即可。消极负向的暗示，可以让我们越来越胖、越来越笨拙；积极正向的暗示，可以让我们越来越瘦、越来越健康。我们的身体如此聪明，蕴含着无穷的能量和智慧。

我曾经就是一个非常容易被暗示催眠的人，我先生恰恰是一个特别善于发现别人缺点的人，他经常笑话我"大饼脸，萝卜腿"，等等。虽然他认为这都是在开玩笑，但是潜意识分不清楚，和他在一起后我越来越难看。当我们两人的婚姻生活进行到第五年的时候，30岁刚出头的我，看起来又苍老又疲惫，肤色暗沉，身材臃肿，说是45岁也毫不夸张。不仅容貌和身材显老，我的身体也发出了严重警报：年纪轻轻的我，竟然患上了腰椎间盘突出，基本上每个月都会犯一次，髓核会压迫神经，使我感觉剧痛，我只能躺着，十几天不能动弹。医生说，我这种情况要么做手术或者做牵引，要么静养，平时多加注意，没什么其他的好办法。那时候我已经开始学习心理学了，催眠大师艾瑞克森的人生经历深深地激励了我。当时，年仅17岁的艾瑞克森全身瘫痪了，他患了小儿麻痹症，即脊髓灰质炎。他除了眼睛和嘴巴能动，身体的其他部位都不能动了。他的妈妈给他找了当地的三个医生，其中还有两个比较权威的医生，结果所有医生都对他妈妈说："你儿子活不到明天了。"这句话被17岁的艾瑞克森听到了，他心想："医生怎么可以这样和妈妈说话呢？"他并不认同他们的理念，他心里想："我偏要活到明天。"然后他就做出了一些看似奇怪的行为，他让妈妈不断地搬动房间里的柜子。妈妈想到医生说他活不到明天了，所以就对艾瑞克森百依百顺。原来艾瑞克森想找到一个合适的角度，以便他能看到窗外的景色和事物。结果第二天，艾瑞克森还活着。活下来以后，那些医生又对他妈妈说："就算你的儿子能活下来，也永远站不起来了，他会终身瘫痪。"结果发生了什么？几年后，艾瑞克森不仅站起来了，而且还乘了一艘独木舟畅游了密西西比河。

三个医生不经意地把他们的个人主观判断加在艾瑞克森的身上（活不到明天；即使活下来，也会终身瘫痪），这些主观判断就成为暗示。如果艾瑞克森接受了这种暗示，那他就被催眠了。但是艾瑞克森没有接受这种暗示，他不认同医生的说法（我偏要活到明天），所以他没有被催眠。有了这样一份经验后，他靠着自我催眠的方式，不但活了下来，而且奇迹般地唤醒了自己的身体，一点点地恢复了身体机能，最后活到70多岁。

艾瑞克森极大地调动自己潜意识的力量，不但创造了一个又一个奇迹，也用这种催眠的方法影响了世界各地无数人。他的方法只是让自己放松下来，向着潜意识深处说："我有一个想站起来的目标，请你帮我一个忙，请你指引我该怎么办。"然后在他全然放松的状态之下，潜意识真的给了他答案。像我们进行冥想一样，我们的脑海中会出现一个画面，他脑海中出现的是自己小时候摘苹果的画面，这个画面是他曾经真实经历过的。当时的他非常快乐，非常享受，这个画面就特别生动，细致入微。在想象中，他的手慢慢地伸向苹果树上的苹果，然后他的动作就好像分解成了一小步、一小步，他只是全然地放松，非常专注地去体验画面中每一个细小的动作，去体会手和身体的移动。这个摘苹果的画面不断地在他的脑海中回放。因为他不能动，就只能去想象这个画面，不断地去回放，在想象中去体验每一个动作和身体移动的感觉。结果，几个星期后，他的肌肉恢复到了可以轻度移动的程度，这给了他很大的信心。接着他不断地重复想象,每当想达到某个康复目标时,他就把目标交给自己的潜意识,请潜意识帮助自己。而潜意识也总是会不断地给出各种各样的答案,有时是类似摘苹果这样的画面,有时是某一种感觉。他很信任潜意识的指引,然后目标就一个一个地达成了。

当时,我并不确定这种方法是否对腰椎间盘突出同样有效,但是试试看又不会有什么损失。于是,当我的腰痛又一次袭来的时候,我模仿艾瑞克森,也尝试了这个方法。那时我正坐在一个咖啡厅里奋笔疾书,前一晚因为孩子的哭闹几乎没怎么睡,很累,但是第二天还有繁重的任务,于是我坚持着想把活儿赶快干完。可是就在我稍微侧了下身,弯腰去拿旁边的一本资料的时候,突然听见"咔"的一声,我的腰保持着微微左转的姿势,不敢动了。因为稍微一动就剧痛,更别说站起来了。当时我的第一反应是赶紧给我先生打电话,让他来接我,接着转念一想,要不然先试试自我催眠吧,不行再打电话求助。于是我坐在那里闭上眼睛,做了几个深呼吸让自己放松下来,然后把右手放在心口的位置对自己说:"潜意识,请你教我,请你指引我。"

然后我的脑海中就浮现了一个画面,天空中出现了一块温暖的区域,它不像太阳一样刺眼,也不像月亮那般清冷,而像是在宇宙的深处,在我不知道的地方,发出了很温暖、很舒服的光和热。于是我继续对潜意识说:"谢谢你,潜意识。"然后想象这些光和热缓缓倾泻下来，笼罩了我的身体。我继续想象，想象各种颜色的光，温暖地照在我的腰椎上，从上到下，由内而外，一道又一道温暖的光照在我的腰椎上，扫描出那些不堪重负的椎间盘，去温暖它们，让它们温暖、放松、温暖、放松……这个画面一遍又一遍地回放，直到我觉得可以了。最后我真的感受到腰部是暖暖的、很舒服的，差不多有 20 分钟。然后我睁开眼睛，小心翼翼地动了一下，腰真的不那么疼了！我能够站起来了！太神奇了！以往需要平躺半个月才能恢复，现在通过自我催眠的方式，竟然在 20 分钟内就在很大程度上得到了缓解。我特别开心，同时也对自己的腰部说："我收到你的提醒了，不再硬撑，先好好地休息一下。"从那以后一直到现在，有七八年的时间了，我的腰椎间盘突出症再也没有复发。

在后来日常的心理工作中，我也辅导过因压力过大而胃痛的高考生、因情绪波动而导致严重过敏症状的准妈妈等数十位来访者。他们都用这样的方式缓解甚至消除了因心理因素引发的身体症状。包括我自己生孩子的时候，忍受着疼痛难耐的宫缩，我把子宫想象成弹性巨大的海洋中的海葵，配合着呼吸一张一弛，极大地减轻了分娩时的痛苦，这真是非常奇妙的感受。

如何设计积极有效的自我暗示语

对于已经习惯了给自己负向催眠,脑海里天天出现各种"胖胖胖"声音的人,如何修改其内心自我暗示的背景音,化阻力为动力呢?

这里推荐一个小小的练习:假如你某一段时间内集中精神只去想一个词——红的,之后你会觉得你视野中出现了比平常多好几倍的红的东西,甚至你只能关注到红色的事物。就好比女性怀孕的时候,会发现大街上的孕妇仿佛突然增加了,在她们生完孩子后,大街上的孕妇莫名其妙地减少了,她们碰到小婴儿的比例又大幅增加了。其实这个心理过程叫作"选择性感知"。而关于身材的注意力关键词是什么呢?我们的注意力不同,会使得我们对环境里的事物感知也完全不同。注意力在"胖"上,你会感知到与胖有关的事物;注意力在"瘦"上,你会感知到与瘦有关的事物。

所以,改变我们的语言表达习惯非常重要。

例如：将"减肥"改为"瘦身"，将"紧张"改为"不太放松"，将"粗心"改为"不够细心"，将"我的肚子怎么还是这么大"改为"我的腰部怎么还是没有变细呢"，将"我真是一个胖子"改为"我还没有成为一个瘦的人"，等等。前后词语或句子的意思是一样的，但是表达方式不同，潜意识接收到的暗示指令也就完全不同。

再如：把"我不要吃面食了，我不要再吃巧克力了，我不要再吃那么多了"换一个句式，改成"我要吃健康食品，我要吃新鲜水果，我要吃粗纤维的蔬菜，我要多吃绿叶菜，我要多吃高蛋白的食物……"潜意识就像小婴儿一样，它特别简单、单纯，逻辑推理、数据分析那是意识层面理性大脑的事，而潜意识只捕捉关键词。假如你莫名其妙地对一个正在玩积木的2岁小朋友发出指令："不许吃糖哦！不可以吃糖。"那么会发生什么？原本并没有想吃糖的小朋友有可能扔下积木，撒泼打滚要糖吃了。我们的潜意识也是如此，越是不允许，越是渴望。所以我们要用正面的词语，更多地去想自己想要的是什么，这是语言习惯的调整。习惯的确不是那么容易改变的，但和学开车、学游泳一样，通过刻意练习，掌握技巧之后，我们就可以熟练应用。

还有一种自我催眠的方法，就是为自己设计积极有效的自我暗示语。一条积极有效的正面自我暗示语，和有效的目标类似，也有以下 7 个要素。

（1）正面而积极的语调；

（2）简单的句子；

（3）可相信；

（4）可衡量；

（5）使用现在式；

（6）有好处；

（7）自主决定感。

例如：从现在开始，每天傍晚 6 点，我会下楼散步 20 分钟，并且觉得身体越来越健康和苗条。

正面而积极的语调：这个暗示是正面且积极的。

简单的句子：句式简单不复杂，越简单越好，最好不要太长，太长了潜意识会不耐烦且抓不住重点。

可相信："每天傍晚 6 点，下楼散步 20 分钟"，这是可行的，非常容易做到。假如一个之前从来不运动的人设计的自我暗示语为"每天凌晨 4 点起床跑 10 千米"，那潜意识自己都不相信，也就失去了暗示的意义，所以一定要是自己能够相信的。

可衡量："散步 20 分钟"是具体的、可衡量的。例如，有的人会写"我会每天健身"，那这个暗示语就是不可衡量的，健身多久？如何健身？这太宽泛了。

使用现在式:"从现在开始",这句话很重要,潜意识会有立刻执行的冲动。很多人在设计暗示语的时候会漏掉这句话,或者写成了"从明天开始",差别会非常大,很容易成为一句口号。

有好处:身体健康、苗条。

自主决定感:"我会／决定／要"等这些词语会让我们有自主决定感,做决定是一件非常神奇的事情,做决定让人幸福。美国罗格斯大学的神经学家毛利西奥·迪尔加多用简单的计算机游戏做过一次实验,参加实验的人可以通过游戏获取奖励。当他们决定好要点击屏幕上的那个符号时,大脑中的奖励系统就已经开始运作了。无论最后是否赢得奖金,只要他们能独立做出决定,就会产生一种愉悦感;如果他们不能自己做决定,那么即使在游戏中获胜,他们也不会感到开心。很多人乐此不疲地斗地主,也是因为他们在一次次的出牌决定中就已经获得了愉悦的感受。做决定让人快乐,因为它证明我们的生活正在自己的掌控中。

所以,请你根据自己的情况来设计一个符合7要素的自我暗示语吧:

冥想：我正在变得更加健康轻盈

*本部分内容配有音频，请扫描封底二维码，回复"好好吃饭"获取。

我们已经体验过催眠暗示的威力，身体会直接听从想象力的命令，即使是想象出来的东西也会明确作用于现实的身体之上。如何通过想象力去调动自己全身的细胞和能量，让自己瘦下来呢？接下来你可以阅读下面这段描绘出来的画面，同时用心感受你的身体随着阅读所产生的感觉与变化。

* * *

首先确定你已经处于一个不会被打扰的环境，所选时间和所处空间让你觉得放松和安全。然后你可以让自己慢慢地、舒服地躺下来，或者也可以坐下来。是的，你可以调整身体的姿势，找到一个让你感觉最舒适的位置和姿势。如果有需要，那么你也可以在头下垫一个柔软的枕头，高度要刚刚好。如果条件允许，那么你也可以在身上盖一层薄薄的毯子，从胸部覆盖到脚掌。是的，你已经躺下来或者坐下来了，你觉得这样很轻松、很舒服。现在，你已经准备好开始这趟奇妙的想象旅程了。

感觉一下，你的头和脊椎是否处于自然、舒服并且比较直的一个状态？然后让你的双脚自然地打开，角度不大不小，恰到好处。你可以让你的手臂也自然地打开，同样，你知道怎样的角度是最舒服、刚刚好的。让两只手的掌心自然而然地朝上，自然而然就好。

现在，你可以慢慢地把眼睛闭起来。然后做一个深呼吸，让自己感到自然又轻松。慢慢地深呼吸，每一次当你吸气的时候，你都可以想象你从宇宙中吸进非常棒的氧气能量，经由你的鼻腔进入你的身体中，你感觉到更加放松了。而每次当你吐气的时候，仿佛你将身体里的二氧化碳通通吐出去。同时，你也把所有的烦恼、紧张、焦虑完完全全地呼出去，所有的负面情绪、负面能量也都随之远去。

从现在起，继续保持深呼吸，你一边深呼吸，一边跟随我的引导，自然而然地，你忘记了一切烦恼，你什么都不去想，也什么都不想，只需要继续，跟随着自己的感觉，给自己一段时间，你就可以进入一种非常放松、非常舒服的状态。

现在，想象你来到了一片辽阔而美丽的大草原，一望无际的草原，湛蓝湛蓝的天空，一片片白云在蓝天上慢慢地移动着。就在这阳光明媚的天空下，你静静地、软软地躺在柔软而舒适的草地上，一边享受着清新的空气，一边感受着自己放松的身体。柔和的阳光温暖地洒在你的身上，你感觉非常舒服。你喜欢这辽阔的草原，它使你心旷神怡；你喜欢这柔软的青草，它使你放松宁静；你喜欢这清新的空气，它为你补充无穷无尽的能量；你喜欢大自然一切的美好，它深深地滋养着你的心灵。远处时时吹来的微风，带着淡淡的青草和泥土的气息。

现在，一阵风吹来，你深深地吸一口气，于是你闻到了随风而来的花儿的芬芳。花儿的香气，让你感到前所未有的轻松和前所未有的舒服，你觉得自己自由自在。现在，你就躺在这舒服的草原上，自由自在地享受着这里美好的一切。不知什么时候，你看到草丛中飞来了几只美丽的蝴蝶，它们欢快地扇动着色彩斑斓的翅膀，在你身边自由地飞舞。你仔细听，远处隐隐约约传来小鸟的鸣叫声，非常动听，你感到大自然的一切是那么和谐、那么静谧、那么美好。

在不知不觉中，你的呼吸也变得越来越缓慢、均匀，你感到内心越来越平静，就像回到母亲的怀抱一样，无忧无虑、自由自在。在这种完全放松、自由自在的状态下，你也许有一次机会，有一点时间可以和你的身体进行一次沟通。是的，你终于有这样的一点时间和一个机会，可以静下心来，好好地倾听你的身体在和你说些什么。是的，你可以感觉到你的身体在和你说些什么。潜意识让身体胖起来一定有它的原因，它背后的动机是什么呢？它有什么信息想要告诉你？你身体的赘肉在和你说些什么呢？你身体里多余的脂肪，在和你说什么呢？你的小肚子是从什么时候开始出现的？它现在在和你诉说着什么呢？背后的动机是什么呢？你的肩膀、后背是否很宽厚？这个部位在和你说些什么呢？它为你承担了些什么？你的胃是什么状态？你感觉它有多大？它在和你说些什么？它是否在你情绪低落的时候，曾经试图用它的方式来安慰你呢？哪怕这种方式让它自己容纳了过量的食物，让它疲惫不堪。你的腹部，在和你诉说着什么？它是否在你孕育生命的时候，让自己变厚，让你肚子里的孩子感到更加舒服安全？你的胳膊，是否有些粗？这又为了什么呢？它是否在某个人生阶段让你更有力量？它是否曾经让你更稳地去抱你的孩子，去做其他的事情？你的大腿、小腿，它们又在和你说些什么？

而你又想对一直陪伴你，一直用它的方式爱着你的身体说些什么呢？你是否可以尝试摸着你的肚子，默默地对它说："对不起，我曾经用错误的方式对待你。请原谅我一直没有理解你背后的意图。谢谢你，谢谢你一直以来用这样的方式保护我、支持我和我的孩子。我知道你想告诉我什么了。现在我已经有了足够的智慧和力量来保护自己了。我也看到你在提醒我什么了。所以，我们可以换一种方式来互相陪伴了。这些情绪、这些感觉，我看到了，我会在心里留一个位置。是的，现在我更加需要的是健美、轻盈，我需要你变得小一些、平坦一些，让我更健康、更有活力，你愿意支持我吗？让我有更好的身材，更加健康，更好地度过未来的每一天，你愿意支持我吗？谢谢你，我爱你。"

当你得到肯定答案以后，你可以想象，如果你有了更加平坦的小腹，你生活当中的画面，你听到的声音，你感觉到的情绪都是怎样的？你确定这也是你的潜意识想要的。是的，从现在开始，每次照镜子，每次低头看见或者想到你的肚子时，你都要不断地对它说："谢谢你，我爱你。谢谢你，我爱你。"

同样，你想对一直试图用它的方式保护你的那些身体里的脂肪说些什么呢？"是的，我也看到你了，我知道你一直在用你的方式像铠甲一样保护着我，爱着我，让我有一些安全感，让我看起来比较强大。对不起，对不起我以前不知道你的意图，没有好好地关爱和照顾好自己。谢谢你，谢谢你为我做的一切，谢谢你的提醒，现在我看到了你，也看到了我内心真正的需要。现在我长大了，我也有足够的力量和智慧来保护自己了，我会换个方式来爱自己，也换个方式来爱你。"

是的，接下来，你会有 2～3 分钟的时间好好地享受这种放松舒服的状态，你也可以继续和你的某些身体部位对话，可以让自己的情绪自然地流动，你会感觉身体里很多像铠甲、碉堡一样坚固的东西开始慢慢松动了，慢慢软化下来，它们变软了，变轻了，开始流动了。现在是专属于你和你身体的时间。

当你觉得足够了时，你可以从1慢慢地数到10，每数一个数字，你就更加放松，进入更深的状态。

（1）你放松得更彻底了；

（2）深深地放松你身体的肌肉和神经；

（3）现在你感觉非常放松；

（4）你进入更深的意识状态了；

（5）更深、更深；

（6）更深；

（7）更深、更放松；

（8）更加放松了；

（9）更深、更深；

（10）你已经进入非常好的催眠状态了。

现在我要告诉你一个秘密：人的身体的结构是宇宙当中最伟大、最奇妙的。从现在开始，你的身体会分泌许多帮助你瘦身的奇妙能量，你的内分泌系统会把身体的脂肪重新调整，重新分配，逐渐达到最理想的状态。你大部分多余的脂肪会燃烧，有一些会被转化成其他有用的成分，有一些会被运送到其他身体需要的部位。有些有用的、身体必需的脂肪细胞则会拥有更强的活力，它们换了一种新的方式来陪伴你、爱你。你会发现，其实你自己的胃在放松后只有拳头那么大。是的，它只有拳头那么大，甚至跟一个小小的高尔夫球一样大。其实，每次你只吃一点点东西它就已经感觉很饱了，当它有需要的时候可以提醒你进食。从现在开始，你可以更好地疏解和表达自己的情绪了，你可能完全地让自己的胃恢复到本来的样子。你感觉它更加健康，更加轻松自如，它可以更好、更轻松地为你消化健康、均衡、适量的食物了。

继续在心里对自己说："从现在开始，我的味觉完全符合我身体真正的需要，当我吃身体真正需要的食物时，我会感觉到愉悦轻松。我会很享受地去闻食物的各种味道，我会小口小口地慢慢享用，我充分地咀嚼每一种食物，我品尝和感受每一种食物的滋味。我像个孩子一样，重新发现不同食物所拥有的美妙滋味。我这样做，让自己感到更加轻盈，并且更有活力、更加健康、更美好。我在每天的活动中，分分秒秒都在消耗我身体中所储存的脂肪，当我洗碗的时候，我胳膊上的脂肪在消耗；当我走路的时候，我腿部和臀部的脂肪随着我的步伐在消耗……所以我看起来更加轻盈、健康、有魅力，我的臀部正在变得更紧实，我的小腹也正在变得更加平坦，我的身材越来越符合我身高和骨架的比例，我正在成为一个身心平衡、健康、美好又轻盈的人。我接受自己的身体，感谢这个支持我，把我照顾得很好的身体。同时，我也决定大方地接受别人的赞美与肯定，我的生命充满希望与感恩。我生命里的每一天、每一分、每一秒都是新的开始，我的身体一天比一天健康。"

"是的，从现在开始，我的饮食会更健康均衡。我喜欢吃低热量的食物，喜欢新鲜的蔬菜水果，因为它们非常清爽好吃，还能补充大量的维生素。我喜欢吃纤维素多的食物，因为纤维素可以帮助我增加饱腹感，让我大便通畅。我可以吃得很少就感觉很饱，我还喜欢吃蛋白质高的食物，因为它可以为我提供优质的能量，让我越来越苗条、健康。其实我不需要饿肚子，也能拥有理想的体形。我可以吃得很好，并且拥有健康的身体。从今天起，每吃一口食物，我都会细嚼慢咽，专注而充分地享受。从现在开始，我喜欢用手去触摸、按摩自己的身体，这样可以消耗多余的脂肪，刺激血液循环、新陈代谢，使我的身体更健康。慢慢地，该瘦的地方自然而然会瘦下去，我的身材也越来越好，身体越来越健康，也越来越有活力。并且，我开始尝试随心而动，我越来越喜欢运动，因为我从运动当中获得了新奇的体验，运动可以让我释放身体里的一些情绪，从而使我轻松、愉悦。我会选择我喜欢的运动方式，哪怕每天只散步二三十分钟，都可以加速燃烧身体多余的脂肪。渐渐地我发现，许多负面的情绪其实是导致身体失衡的真正原因，当我明白这些时,我就会越来越好,会拥有很棒的身材。"

好,现在我们该清醒了。过一会儿,我和你一起从1慢慢地数到5,当我们数到5的时候,你就会完全清醒过来,感觉神清气爽,整个人好像婴儿一样身心舒畅,充满元气。

(1)你开始慢慢地清醒过来了;

(2)你越来越清醒了;

(3)做一个深呼吸,你感觉非常棒;

(4)当你下一次进行催眠时,你会进入更深的催眠状态;

(5)你已经完全清醒过来了,感觉非常轻松自在。

你可以再做一个深呼吸,让清新的空气充满你的身体。

这个练习到此就结束了,假如你还想继续,你也可以在这个感觉里面再待一会儿,继续休息。

* * *

轻盈生活小妙招

重复说服潜意识是自我暗示的关键。因此一个非常简单的瘦身方法,就是每天早晚拿出3~5分钟的时间进行自我暗示的练习。

从今天开始,直到达到你的目标,你可以在每天睡着前和每天醒来后自我暗示十遍,非常简单,你可以念自己设计的自我暗示语,也可以参照以下模板进行灵活应用。

在身材方面,我会一天比一天好。

在我的每日活动里,我会消耗储存在我身体里的备用脂肪。

我的腹部会变得平坦。

我的臀部正在变小。

我已经感觉到我正在变得更加强壮、健康。

我已经可以看到自己越来越轻盈、有魅力。

…………

当你在进行暗示时,不必一字不差地全部念完,每天根据自己的感觉选一两句念就行了。同时,想象自己的身材越来越好,越来越接近你理想中的样子,你已经拥有了理想中的身材,你的腹部是什么样的?你的臀部是什么样的?你的肩颈、胳膊是什么样的?你去想象这个画面中你理想的身材,以及最适合你的身高和骨架的身材。一边想象,一边按压手指,直到按完 10 个手指。每天入睡前和醒来后花几分钟做这个练习,这非常重要。

动力转化2
重建心锚

是什么左右了我们的喜好,干扰了我们的选择

向左走?向右走?

假如现在你面前的桌子上有两份食物,左边是由优质蛋白、粗粮,以及很多有营养的绿色蔬菜组成的健康食物,右边是热量巨大但是你看到就流口水的汉堡、甜品、香喷喷的烤肉、火锅之类的食物,你会选择哪个?

假如此刻你所有的工作都做完了,现在你有一个小时的自由支配时间,有两个选择:一个是窝在沙发上吃着薯条刷会儿手机,一个是穿上鞋子出门走一走。你会选择哪个?

毫不犹豫就选择健康食物、出门散步的人,大概率是瘦子;

不假思索就选择高热量食物和躺着吃零食、刷手机的人，大概率是体型较胖的人；在做选择时内心产生犹豫的人，则基本是正在或者想减肥的人。

成年人平均每天要做出大约35000个大大小小的选择。这些选择包括一些很小的无意义的决定，例如，早上先穿哪只袜子，出门先迈左脚还是右脚……也包括一些有意识的、足以改变生活的大的选择，例如，开始一段关系，结束一段关系……还有很多短期内并不重要，但是日积月累会影响生活的选择，例如，每天吃什么、做什么……正是这些有意无意的大大小小的选择，形塑了我们的生活习惯，改变了我们的人生。萧伯纳曾经说过：

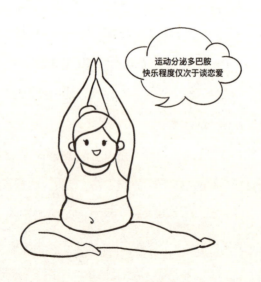

"生活不是寻找自我,而是创造自我。"我们的身材或臃肿或纤细也正是我们一次次选择后产生的结果。靠自制力,我们可以选择健康饮食,出门运动,甚至可以努力坚持很久……但是我们内心更渴望另外一个选择,甚至越压抑,越渴望,这样的减肥过程的确是辛苦的。

我们之所以会纠结,是因为内心有两个声音在打架。

大脑:"你不可以吃!你应该吃减脂餐!"

身体:"可是我好馋,我要吃汉堡、喝可口可乐!"

大脑:"你应该出去运动!"

身体:"运动好麻烦,我只想躺着!"

…………

这些饮食习惯和运动习惯到底是怎么形成的?是天生的吗?为什么有人爱吃素,有人爱吃荤?为什么有人喜欢清淡,有人却无肉不欢?为什么有人一天不运动就难受,有人能躺着绝不站着?其实在日常生活中,那些深刻影响着我们的所谓的"喜好"和"习惯",从心理学的角度来看,就是一种叫作"心锚"(又称"经验元素")的现象。

"睹物思人,触景生情""一朝被蛇咬、十年怕井绳"等都是在描述心锚,指的是一些生活中的人事物、情境等,自动触发了我们特定的情绪感觉。如果这份情绪感觉是正面的、美好的,那么我们就会莫名其妙地喜欢相关的人事物、情境。如果这份情绪感觉是负面的、我们不想要的，那么我们就会天然地反感相关的人、事、物与情境。

情绪感觉对一个人的思想、行为有非常大的影响。

比如，很多年轻人和长辈之间有生活习惯的冲突，这在一定程度上是因为两代人的心锚不同。有一些老人即使生活条件已经很好了，也不愿将快腐烂的食物扔掉，饭菜一顿吃不完，就会放到冰箱，直到吃完。年轻人磨破了嘴皮，软硬兼施，道理说尽也无法改变老人不健康的生活习惯。其实这是因为老人出生在资源相对匮乏的年代，经历过自然灾害，饱尝过饥饿带来的生存恐惧。这份因食物短缺引发的心锚深深地刻在了身体里，浪费食物就会触发恐惧感，这不是年轻人说"现在物质丰富了""吃剩饭不健康"就能轻易改变的。

听到某一首歌，我们潸然落泪，一定是这首歌让我们回忆起了某个人或某段经历，触发了我们伤心或感动的情绪感受；某种食物让我们非常痴迷，也一定是因为这种食物背后关联着一份特别的情绪感受，一段潜意识深处的记忆。而与运动相关的心锚也决定了我们是喜欢还是排斥运动。过去采用过痛苦瘦身方法的人，提起减肥自然就会抵触；有的人一考试就肚子疼；有的孩子一写作业就犯困，都是心锚在起作用，它引发了过去经历中曾经有过的情绪感受。

我曾经的一位来访者,对自己与领导的人际关系很苦恼,领导并没有做什么对她不好的事情,但是她内心就是没来由地很讨厌他、很难信任他。后来经过沟通才发现,原来她的领导是东北人,讲话有很浓的东北口音。而她一听到东北口音,就感觉莫名愤怒,这份情绪感受让她很不喜欢自己的领导。而事实上,她的初恋男友就是一个来自东北的男孩,她人生中的第一次感情经历最终以男友劈腿而仓皇结束。每当她想到这段经历,就忍不住愤怒,觉得自己被欺骗了。所以"东北口音"就成了她的一个心锚,一听到东北口音就会触发她潜意识里那些不愉快的情绪感受。投射到生活中,就成了她的一个习惯:一听到东北口音,就感觉不好,认为带有东北口音的男士不值得信任。

案例

体重超标的刘玫是一个无肉不欢的人,吃饭的时候面对一桌子菜,她每次想都不想就先夹肉类食物吃,尤其喜欢肥瘦相间的大骨棒,平时3天不吃肉就觉得少了点什么。因此靠自制力减肥、控制饮食的她很痛苦,觉得人生都没意思了。

在辅导过程中,我问她,从小到大,跟吃肉相关的记忆都有什么？她满脸洋溢着幸福，回忆涌上心头，她说："在我5岁之前，家里就我一个孩子，那时候我姥爷上班，每次他发了工资，第一件事就是给我买猪蹄儿吃，我也特别任性，每次见了姥爷就喊着要肉，姥爷就乐呵呵地牵着我的手去买。进入学生时代，我每次想家或者遇到不开心事情的时候，就自己去小卖部默默买一根超大超粗的大火腿，在宿舍里蒙着被子吃，吃完就会觉得很满足，好像有家人的爱和陪伴，什么都不是事儿了。我每次放假回家，妈妈总会给我炖一锅平时不舍得吃的排骨，我觉得很幸福。这个习惯一直保留到了我结婚后，每当我们家有好事情发生，也总会炖一大锅排骨来庆祝，就连我老公和我吵架之后的示好方式，也是默默炖一锅排骨，然后我们就自然而然地结束冷战了。"所有这些，都是跟肉有关的美好记忆，吃肉这件事，在刘玫的潜意识里关联着如此多正面、温暖、幸福的情绪感受，她如何能够轻易割舍呢？我们每个人饮食喜好的背后，都关联着某种或幸福美好或与之完全相反的经验元素。

如何改变心锚

我们知道了饮食喜好和生活习惯背后的秘密,有没有办法让自己从"我不能吃"变成"我不想吃",从"我应该运动"变成"我想运动"呢?答案是肯定的。

心锚能被建立当然也能被改变,能不断被强化、放大,也同样可以被减弱、消除。

改变心锚的方法有以下 2 种。

1. 用新的经验覆盖旧的经验

我曾经是一个酷爱吃火锅的人,想到吃火锅,我就觉得热闹、温暖、开心。并且我有一家从大学时代就常常光顾的火锅店,那时候每当拿到生活费或者有值得庆祝的事情,我都会和室友去这家火锅店大吃一顿,我在这里留下了很多美好的回忆。毕业、结婚、生子之后,我依然保持着常常光顾的习惯,隔段时间不去就好像少了点什么。直到有一次,我带着 3 岁的儿子去吃火锅,在那之前我吃了很多路边摊卖的稀奇古怪的小吃。结果在吃火锅的过程中,我的急性肠胃炎犯了,胃里翻江倒海的我,甚至来不及去洗手间,一张嘴就吐到了眼前还没来得及吃的火锅里!如此场面,现在想起来仍然让我觉得非常恶心、尴尬、难为情……估计也给其他正在店里吃饭的顾客造成了很大的"心理阴影"吧。从那以后,尽管我理智上知道那次肠胃炎跟火锅没什么关系,但是还是控制不住自己,一看到、想到火锅,甚至从那家店附近路过,我都会泛起强烈的恶心感,再也没有以前那种美好的感受了,爱吃火锅的饮食习惯也就这么改变了。

这是一段无意中用新的经验元素覆盖了旧的经验元素的经历,在生活中我们可以有意识地进行调整,改变我们想改变的经验元素。

例如,之前的某一天,我从咖啡厅出来,想去商场的5楼吃饭。左边是直梯,右边是扶梯,是乘直梯还是乘扶梯,我发现自己竟然纠结了一会儿。乘直梯的理由很简单:离我更近,方便快捷,节省时间。至于乘扶梯,我一时没想到有什么优点,距离远,又慢又费时间。这就很奇怪了,我为什么会犹豫了一下呢?于是我停在那里感受了一下这两种选择的不同。乘直梯,我感觉有点烦躁,想到的画面是狭小的空间,可能还有拥挤的人群,各种不太好闻的气味,无聊的等待……而乘扶梯,我感受到的是呼吸顺畅，气味清新，慢慢悠悠，悠闲自在，在扶梯上还可以看到美丽的景色……想到这些，我瞬间就明白了我为什么会在这件小事上有所犹豫了。假设我想改变，让自己身心合一地喜欢上乘电梯，就需要在视觉、听觉、感觉等方面多多增加乘电梯的美好感觉，包括情绪上的和身体上的。

这个发现后来被我应用在生活中其他让我困扰的事情上。前段时间我卖掉了一辆车，于是我只能骑电动车出行。开始的时候我相当不习惯，甚至有些后悔，觉得自己太着急把车卖掉了，常常会回忆起开车的种种便捷，导致骑电动车时心浮气躁。由于上一次的选择电梯事件启发了我，于是我开始有意识地主动调整：不断放大骑电动车时新的美好的经验元素，比如，重新规划骑行路线，找一条风景优美的小路，每次骑着电动车的时候就好像在探险，能不断发现刚萌发的嫩芽，刚绽放的花朵。看到好看的花花草草，我甚至可以随时停下来，闻一闻花香，逗一逗蜜蜂，拍几张照片，体验到了好多之前因开车而无法感受的快乐和惬意。再如，以前从家到工作室开车5分钟就到了，根本来不及思考些什么。但是，现在我却可以自由掌握骑行速度，放松放缓，于是在路上常有很多工作的灵感闪现，这是开车无法体验到的美妙感受。于是，没用多长时间，我就爱上并且身心合一地享受骑电动车这件事了！

对于饮食和运动习惯，要想发自内心地调整，让自己爱上健康低脂的饮食和随心而动的快乐，同样也可以有意识地改变其给我们带来的情绪感受。比如，把吃饭的大碗换成小碗，这样盛饭时要来回多盛几次；把平常随手就能拿到的零食，放到拿取非常不方便的柜子深处。在吃健康、有利于减脂的食物时，可以营造温馨舒服的氛围，放一段你喜欢的音乐，或者在心情特别好的时候有意识地吃青菜、粗粮等。这样，新的情绪感受（无论正面、负面）就会替代旧的相关经验元素。运动也是如此，不爱运动的人，往往觉得每次运动前的准备工作比较烦琐，比如，要换鞋、换衣服，而且会出汗、会累，感觉麻烦。要想改变与运动相关的经验元素，可以将运动计划简单化、愉悦化，比如，只溜达5分钟；扔掉难看的运动服和运动鞋，把你喜欢的运动装备挂在随手可拿取的位置；在运动时播放你喜欢的音乐，甚至可以在每次运动的时候给自己喷点香水……从情绪感受上入手，通过改变相关的经验元素，原本拖后腿的潜意识阻力就可以转化为强劲的动力源泉了。在我们的喜好发生变化后，我们的习惯就自然而然跟着变了，身材和生活发生变化就会成为一个必然的结果。

2. 用想象力改变经验元素

在前面的体验中我们已经发现，身体会直接听从想象力的命令，仅仅是想象出来的画面也会引发身体的真实变化。比如，有人跟你描述他吃了一个酸柠檬，汁水四溅，酸得牙疼，尽管你没有真的吃柠檬，但也会分泌口水。所以，用想象力来改变旧的经验元素是一个非常简单有效的方法。

在电影《哈利·波特》中，有一个咒语与这个方法有异曲同工之妙，卢平老师教学生用这个咒语防御幻形怪。幻形怪会变成不同人心中所恐惧的事物，解决的方法是，当某些人因自己恐惧的事物而产生恐惧等糟糕的情绪感受时，例如，有的孩子害怕巨型蜘蛛，有的孩子害怕不苟言笑的斯内普老师，只要说出这个咒语就会出现不同画面：又黑又大的巨型蜘蛛穿上了高跟鞋并且脚底打滑，摔得四仰八叉；不苟言笑的斯内普老师突然戴上了婴儿帽，穿上了滑稽的女装，于是原本害怕的孩子忍不住哈哈大笑。以后再想到大蜘蛛、斯内普老师等，学生脑海中浮现的第一幅画面是这些搞笑场景和愉悦的情绪感受，从而不再像以前一样害怕了。

案例

王梅是一个敏感且常常压抑自己情绪的人，她非常害怕别人对她的嘲笑，哪怕是想象出来的。所以，尽管她很想瘦身，却无法走进健身馆,哪怕出门散散步,也迈不出脚,因为她总是担心别人会笑话她笨拙肥胖的样子。在沟通中我了解到,她之所以这么在意别人的眼光,是因为在她小学时有一次因为数学考了倒数第一,刚进教室就被老师罚站在门口,批评她考的分数太低,错得有多么低级可笑,她感觉全班同学都在嘲笑自己。那个场景让她恨不得找个地缝钻进去,从那以后每当身处公共场合,就会触发她难堪窘迫的情绪感受,让她恨不得把自己隐藏起来,生怕别人注意自己。后来,在让她放松后,我引导她回想小学时这个令她感到难堪的画面,并发挥她的想象力,把嘴巴说个不停的老师和同学想象成可达鸭,他们的声音也都变成了呱呱呱!当这个画面浮现在脑海时,王梅情不自禁地笑了,还调皮地把这群可达鸭赶走了。这个想象的画面也在现实中改变了她的生活,她不再恐惧公共场合了,甚至报了一个街舞班,每天最开心的事情就是和大家一起跟着音乐起舞,尽管不再刻意减肥,但体重却逐渐降了下来。

冥想：我爱上了运动
（建立正向心锚）

*本部分内容配有音频，请扫描封底二维码，回复"好好吃饭"获取。

艾瑞克森到了70岁的时候，因为年龄大只能坐在轮椅上。有一天他的徒弟吉利根去厨房，看到艾瑞克森也在厨房并坐在轮椅上，穿着紫色的运动装，在切晚上用的菜。艾瑞克森非常投入，看到吉利根进来了，就对他说："我正在运动。"

连平常切菜的一个动作，艾瑞克森都把它想象成正在运动，他把自我催眠用得炉火纯青，因此他的身体也创造了一个又一个奇迹。这个方法后来也被我应用在我自己的瘦身之旅中。既要工作还要照顾两个孩子的我，每天并没有固定的时间去健身馆做运动，所以我把每天在做的事情都想象成了各种各样的运动。在切菜、做饭、洗碗的时候，我胳膊上的脂肪在燃烧；在晾衣服的时候，我想象我正在拉伸我的身体；在带着孩子出门买菜、玩耍的时候，我想象我的腿部在做有氧运动……这样的心态调整不但让我越来越苗条，而且每天这些琐碎的家务劳动竟然也变得趣味盎然了。

不需要任何的自制力，也不会特别辛苦，你甚至不用刻意改变现在的生活步伐，只需要发挥想象力，身体就会给你惊喜，你愿意试试吗？有人会觉得，自我暗示、催眠如此简单吗？是的，就是如此简单。只要你能够在非常放松的状态下将思想聚焦于一件事，就已经处在自我催眠状态中了。也许你还不是特别熟练，但一个小小的仪式感会让你更好地找到感觉。做几个深呼吸，关注你的身体，你的注意力到达你身体的哪个部位，哪个部位就开始放松下来。现在你用自己的方式放松下来了，然后你可以用一小段时间，充分地发挥你的想象力，跟随我的引导，或者跟随你自己的想象力，与我一起在想象的空间里散个步、走一走。

* * *

想象这天傍晚，我们来到了一个安静的海边小岛，我们走在环岛的一条又干净又凉快、又美丽又舒服的小路上。路边开着一大片非常美丽的格桑花，还有黄色的小花，以及一些叫不上名字来的小花，它们随着微微的海风摇曳生姿。我穿着灰色的慢跑运动鞋，有弹力的、速干的裤子，还有宽松的T恤，你穿着什么样的衣服呢？

我们能够感觉到我们的双脚踏在马路上的感觉，我们能听到，就在路的另一边，海水拍打着沙子和鹅卵石的声音，以及悦耳的海浪的声音。我们能够感觉到，我们的胳膊有幅度地来回摆动，一边走，我们甚至忍不住做了一些伸展和拉伸的动作。你可以看到我微微地转动我的脖子，把下巴使劲地往下，然后再往前伸，再慢慢地往上，之后再往后，最后回到原位。就好像用下巴在前后画了一个圆。我一边走，一边做了几个这样的拉伸脖子的动作，感觉脖子好舒服啊。平常总是低着头，偶尔这样动一动，我感觉脖子得到了极大的放松和调节。我又边走边做了几个放松脖子的动作，你也可以试试看。

我们就这样慢慢地走着，鞋子很舒适，空气很清新，温度很舒服，一切都刚刚好。我们走在海边的小路上，旁边就是一望无垠的蓝绿色的大海，海风轻拂，我们可以感受到湿润的海风吹到我们的脸上，我们可以清晰地听见海浪拍打在鹅卵石上的声音。是的，前面的路边有几个渔民，走近了，我们能够闻到一股海腥味。原来，渔民们刚刚捕捞上来一些新鲜的海鲜。

我们继续往前走，脚步越来越轻盈，我们非常享受这种感觉，甚至可以听到小鸟的啼叫声。我们能清晰地感觉到自己的脚步，以及自己的脚底板踏上地面后走的每一步。我们能够感受到自己腿上的肌肉是如何收缩、放松的，我们能够感受到胳膊在前后摆动，摆动的幅度或者很大，或者比较小。我们能够感受到肩颈的那种放松的感觉，我们也能够感受到臀部肌肉的用力和扭动，我们在放松地享受鸟语花香、海风的时候，我们身上多余的脂肪也正在消耗着。

我们一边走，一边又开始做了一些简单的拉伸动作，你也越来越放松地享受这段时光。我把两只手比成竖起大拇指的样子，胳膊伸直，然后平举着往后伸展，一直伸展到极限，然后再回到原位。大拇指保持朝上的方向，一边走一边做这个伸展的动作，我感觉到我肩颈上的肌肉受到挤压，之后又开始放松，不断地挤压、放松，挤压、放松，挤压、放松。挤压的时候，肩颈处的肌肉有一点点酸，放松之后会感觉非常舒服，我感觉我背部的肌肉打开了。我往两边伸了几次，又把胳膊往上举，往后用力，往上、往后拉伸，同时我的脚步不停，继续这样不紧不慢地往前走着。这时候我已经感觉到自己微微出汗了，简单的几个拉伸动作加上走路，我觉得自己的身体仿佛被激活了，新陈代谢也活跃了起来。

随着出汗和呼吸，我感觉我体内的二氧化碳、焦虑、疲惫，还有多余的脂肪都随着汗水排出去了。我一边走，一边感觉到自己的脚步越来越轻盈，你也可以看到，我们收紧的甚至有一点驼的背也越来越挺拔，越来越舒展。我们沿着环岛的小路慢慢走，橘红色的太阳一点一点靠近海平面，即将落入海中。晚霞也成了橘红色，像是给夕阳戴上了一层面纱，好漂亮。我们走了半个多小时，意犹未尽。我们相约从现在开始，每天在附近的小路上走一走，闻一闻清新的花香，听一听大自然动听的声音。最后，我们放慢了脚步，慢慢走，慢慢地调整呼吸，我们感觉到自己的呼吸更深了，原来胸口以上的短促的呼吸慢慢变为越来越深的腹式呼吸，这个小习惯的改变，让自己的心肺得到了更好的锻炼，给自己的身体注入了更多的氧气和活力。从现在开始，我们的腿部肌肉、臀部肌肉更加紧实、有力量，我们的肩颈、胳膊上的线条更加好看。我们慢慢走着，想着各自的感受，感觉到自己更有活力、更健康、更轻盈、更自在、更接近自己理想中的身材和体重。我们知道早晚有一天，自己可以穿上心爱的那件漂亮的衣服，去我们想去的地方，享受我们想要的生活。

接下来，你有一分钟的时间，可以在这片海浪声中想象你理想中的自己是什么样子的，身材如何，穿着什么样的衣服，在哪里，在做些什么。时间到了，我们就可以回来。同时在生活当中，只要你想、只要你愿意，任何时候，你都可以让自己徜徉在想象的海洋里，帮助自己获得自己想要的那种身材、那种生活。

* * *

这个场景只是一个示范，你完全可以发挥自己无限的想象力，换一个你更喜欢、更有感觉的美丽场景。给自己几分钟的时间，充分地想象你在一个让自己无比愉悦、放松的环境当中，穿着你最喜欢的衣服，身边是你喜欢的一些人，在做着一些让你感觉快乐的运动，也许是散步，也许是瑜伽，也许是舞蹈。你可以想象自己的身材是什么样的，走姿是什么样的，表情如何，感觉如何，等等。你只需要充分地、自然地去想象，有一些画面是自动跳出来的，也有一些画面是需要你刻意去想象的。然后你可以不断地去回想这个画面，尽情想象。你的潜意识力量非常强大，只要你信任它，它就会为你指引，然后实现你想达到的目标。当然，这个冥想体验还有一个重要功能：在一次次的正向暗示中，你为自己重新制造了关于运动的全新、美好的经验元素。也许在现实生活中你已经开始蠢蠢欲动了，不要等待，就是现在，让你想象的美好感觉照进现实吧！是的，你就是爱上了运动！无须自律，而是发自内心的那种热爱！

冥想：我真的不想再吃了
（建立负向心锚）

*本部分内容配有音频，请扫描封底二维码，回复"好好吃饭"获取。

重要提示：这一节的内容可能会让你降低食欲，请谨慎阅读。

曾经我的最爱，一个是火锅，一个是各种各样的粥。对火锅的狂热被一次急性肠胃炎改变了；对粥的热爱，是被我先生浇灭的。一天，我喝粥喝得正香，他突然给我讲了个故事。他讲道："从前有个国王，颁布了一个新法典，为了让他的臣民相信他说的都是真的，他在城门口放了一个碗，并且宣布：'谁往这个碗里吐一口痰，我就给他一枚金币。'大家虽然半信半疑，但还是有人尝试了。有个人往碗里吐了一口痰，国王立刻给了那个人一枚金币。其他人看了也心动了，大家排队都往那个碗里吐痰，领金币。没一会儿，那个碗里就盛满了满满的一碗痰。这时候国王又说：'谁要是敢喝一口这碗痰，我就给他100枚金币！'重金之下必有勇士，有个人站出来端起碗，咕咚！一口全喝掉了！

国王说:'我让你喝一口,你怎么全给喝了啊?'那个人说:'国王,我、我嚼不断啊!'"

当时正在咕咚咕咚大口喝粥的我,听着他绘声绘色地讲完这个故事,脑海里出现了有关画面,最后差点吐出来!后来每次喝粥时,我都会想起这个故事,再也对粥提不起兴趣了。这就是生活中典型的一个负向催眠,想象力引发的情绪感受让我现实中的饮食喜好发生了变化。

所以,假如你偏爱某种不健康饮食,如高油脂、高糖等食物,如果你有暴饮暴食的不良饮食习惯,都可以用这个方法来改变或者调整自己潜意识深处对相关食物的经验元素。不过,原本饮食结构、习惯比较健康的人,就没必要尝试了。下面这个练习大家可结合自己的情况,选择性尝试即可。

* * *

请你选择一个相对让你感觉放松和安全的时间和空间,准备好后,让自己进入状态,就可以开始了。你已经可以很熟练地通过深呼吸让自己放松了。随着呼吸,你的头皮放松了,你的额头放松了,你的眉心也放松了,就好像水波荡漾出去,荡漾开了的那种感觉。你的眼眶放松了,你的脸颊放松了,你感觉到你的嘴巴放松了,你的牙齿都放松下来了。你的下巴放松了,你的脖子放松了,你的肩膀放松了,你的胳膊一直到手掌、手指也都放松了,你的背部也完全放松了。你的胸部放松了,腰部放松了,腹部放松了,臀部放松了,你的大腿、小腿,一直到脚掌、脚趾全都放松了。

现在你是一个身材管理者。在这里,有个对你有帮助的方式,可以持续地帮助你,让你在饮食和身材管理方面养成新的习惯。

现在请你想象一个画面,这个画面展示的是你自己的形象。可以是你平常生活中的画面,也可以完全凭你想象进行发挥。你正坐在一个餐桌前,吃一些你以前很喜欢吃,但是吃得过量会给你带来一些困扰的食物。比如,高热量的汉堡、过量的主食、高油高盐的油炸食品。你面前的餐桌上摆满了你喜欢的食物,你知道不应该吃太多,可你就是想吃满满一大桌的不健康食物。这次你终于不再需要控制自己,你可以大快朵颐,餐桌上的食物摆得满满的,堆得高高的,全都是你爱吃的包子、汉堡、油炸食品,或者其他你爱吃的不健康食物。在这个画面中,你可以吃,你正在吃,你狼吞虎咽地吃,塞了满满一嘴。你吃了一个又一个,你吃得又快又多。你不停地往自己的嘴里、身体里塞满这些曾经让你感觉到开心和满足的高热量却不利于健康的食物。你嘴巴里塞得满满的,胃里甚至肠道里也是满满的。你想怎么吃就怎么吃，想吃多少就吃多少。你吃了很多，尽情地吃。你不需控制，你可以一直吃。你吃了很久很久，一刻都没停，你感觉到食物已经塞满了你的身体。你还在吃，你都快吐了，你实在吃不下了，你感觉这些食物已经充满了你的身体，似乎动一下，食物就会从你的喉咙里出来。

你又拿起一种食物，试图塞到自己的嘴巴里，可是你一张嘴就打了一个充满气味的、大大的饱嗝，你差点吐了出来。你只好拍了拍自己圆鼓鼓的肚皮艰难地站起来。此时，你的感觉是什么？充分去感受这种很撑、很油腻的感觉。你的手放在肚子上，浑身散发着你爱吃的那种食物的味道往前走。你的形象和动作是怎样的？脚步是轻盈的，还是沉重的？你整个人是舒服的，还是难受的？你是美好轻盈的，还是臃肿笨拙的？你过量地摄入太多不需要的食物，给你的身体造成了哪些负担？你恶心吗？想吐吗？你消耗不了的那些食物转化成了多余的脂肪，它们都储存在了你身体里的哪些部位？堆积在哪里？如果多余的脂肪可以汇集起来称重，它的形态如何？有多大？是什么颜色的？你多余的脂肪有多重？你的身体每天都背负着因为你过量进食而产生的无法被消耗的脂肪。此刻你的呼吸是怎样的？心情如何呢？记住这个画面，记住这个感受。

接下来，我们来到另外一个平行时空。你用你的方式，乘坐一台时光机成功穿越了。是的,时光往后倒退了一点点,你再次回到了刚才的餐桌上。现在的你进入了一个平行时空,在这个平行时空里,你跟你的身体及你喜欢的食物是另外一种关系。餐桌上依然是你最喜欢的某种高热量,或者过量食用对你身体不太健康的食物。现在,你坐在餐桌前,准备享用这种对你而言很特别的美食。是的,你深吸一口气,先对着面前的食物说:"谢谢你们陪伴我,谢谢你们给我提供能量。"你一边说,一边将你的右手轻轻地放在你的腹部。当你的手放在你的肚子上时,你就会感觉自己的手上好像有一股舒服的暖流传到了你的腹部。这种舒服的、温暖的感觉让你知道,你是安全的,你是被深深爱着的。你也知道,即使遇到你最喜欢的食物,有时候你也只需要吃三小口就可以完全满足。

现在,你准备开动了。你吃了第一口,觉得非常美味,这简直是世界上最美味的食物,你好好地、充分地享受这种食物本身的味道,你慢慢地咀嚼,觉得非常幸福。你细嚼慢咽,享受了整整一两分钟,让食物的味道充分地在你嘴巴里弥漫开来,非常美味,你充分地享受其中。当你觉得较为满足时,你又慢慢地吃了第二小口,你依然感觉很好吃。但是,你明显地感觉到,与刚才的第一口相比,食物的味道变淡了一些。你再次细嚼慢咽地享用着,充分地感受食物在你嘴巴里的味道。是的,接下来,你又吃了第三小口。这次你感觉到食物的味道更淡了,淡到几乎感觉不到了。

是的,你觉得可以了,自己已经得到了满足。假如你还需要其他食物,假如你还需要再吃东西,你可以去吃一些对身体更好、饮食结构更加合理和均衡的一些东西。你可以有其他选择,你可以探索更多健康的美食。假如你觉得已经吃饱了,或者你不是很确定自己是否已经吃饱了,你可以站起来活动一下,感觉一下自己吃到了几分饱,感觉一下吃到几分饱的身体是最舒服的。如果已经足够了,那你可以停下来;假如还需要一点食物,那你可以等一会儿,再吃一点,你逐渐找到了自己和食物之间最舒服的平衡关系。

你用这样的方式去和自己的食物、自己的身体相处。感觉一下,在这个场景里,你自己的身体是一个什么样的状态。是比较沉重,还是比较轻盈?你走起路来的脚步是怎样的?你的心情是怎样的?感觉是怎样的?你的代谢和生活习惯有什么样的变化?生活习惯、饮食习惯的变化,会进一步让你的身体形态发生怎样的变化呢?你身体形态的变化又给你带来何种新的感觉?你觉得放松吗?平静吗?喜悦吗?这个轻松的你,这个越来越苗条、越来越匀称、越来越健康的你,让你感觉自在、开心、舒服吗?是的,从今天开始,你可以将自己的潜意识进行再编码。你想象自己可以很苗条,从今天开始,你每天只吃或者多吃适量的、对身体健康的、十分必要的食物而不必费心计算食物的热量。在你瘦身或者塑形成功后，你会越来越自信，你会发现，和自己的身体友好相处其实很容易，管理身材其实很容易。当你吃饭时，你会将食物分割成小块，细嚼慢咽，每次只吃一口。你会发现随着你慢慢进食，以小份的方式吃东西，你可以充分地享受饮食的乐趣，慢慢地减少进食量。你也会发现，在两顿饭之间，你的嘴巴不会再感觉寂寞。

当这一切出现时，你再也不会在没有饥饿感的时候吃东西了，你不需要担心瘦下来，也不需要害怕瘦下来。你可以让自己成为一个健康、匀称、轻盈的人，无论之前你因何种原因成为一个用食物来安抚自己的人，都已经不再重要了。重要的是，现在你已经有了其他的选择，可以用更好的方式爱自己。你已经决定要改变饮食习惯，你已经或者即将达到目标，拥有你理想的外表、体重和身材。你不需要考虑自己是胖了还是瘦了，你还是同一个你。无论你的外表如何，体重多少，身高多高，在你瘦身时，你还是同一个你，只不过身体更加轻盈、健康而已。你不需要害怕失去保护，因为你的内心已经有了足够的力量，你还是你。

好，现在你来到一个让你感觉到非常放松和舒服的环境。也许是在一片软软的草地上，也许是在一个美丽的湖边，也许是在海风轻拂的沙滩上，也许是在其他地方，这个地方让你感觉到非常放松、非常舒服。你可以在这个感觉里面再待一会儿,充分享受新生活、新模式带给自己的愉悦感觉,也可以在你觉得足够的时候,让自己清醒过来,神清气爽地回到当下。当你回到当下时,你感觉神清气爽。在冥想当中,这两个平行时空的画面会帮助你更好地与自己的身体和食物相处。

* * *

> **轻盈生活小妙招**

想一想你想要何种能力或特质？谁身上具备这种能力、特质？（可以是身边的人，影视剧或者小说中的人，也可以是云朵、大海等事物。）然后你可以在你需要这种能力、特质的地方放一些与之有关的图片或者物品，也可以将其设置为手机的背景图，等等。每当看到它们，你就会想起自己所喜欢的这份感觉，自己所需要的这种能力和特质，这是一种自己想要的经验元素。每次看到它们，你都可以继续发挥自己的想象力，想象它们身上所具备的、你需要的这种能力、特质，这是可以看得见、感受到的，问问它们愿不愿意与你分享这种能力。在感觉允许的情况下，想象它们身上散发出来的代表这种能力的金属粉，或是其他形态的液体、气体，你会感受到这种颜色与温度，于是你也具备了这种能力。不断想象这个画面，是非常好的借力为自己赋能的方法。

动力转化3
把盲目的爱转换成觉醒的爱

你的身材，连接着一些对你重要的人和事

我们从出生起就自动拥有了很多身份：父母的孩子，爷爷奶奶和外公外婆的孙子（孙女）或外孙（外孙女），某家族、民族的一份子……长大后，我们又会拥有更多的身份：某学校、某老师的学生，某单位、某企业的员工，某某的伴侣，某孩子的父亲（母亲），某张银行卡的主人，某趟列车的旅客……这份长长的人事物关系清单，共同构成了我们的社会身份。我们是个体，同时也隶属于某些系统，甚至我们本身就是一个由身、心、脑等各种要素构成的系统。这些大大小小的系统相互影响，社会中的每个人都是在这样的社会系统中出生、成长、死亡的。系统中的某个人事物的发展变化，都对系统结构和其中的其他个体产生

或多或少的影响。如果用冰山图来表示，则系统与个体在水底最深处连接，也叫"集体潜意识"或者"集体无意识"。

在所有人事物的系统中，与我们关系最紧密的就是因生命传承而存在的家庭系统。家庭系统是最基本、最重要的一个系统。家庭系统中的关系模式，也让我们的心灵留下了许多"印记"，并且会投射到其他人事物的关系中，如夫妻关系、亲子关系，与金钱、健康、身材的关系等。

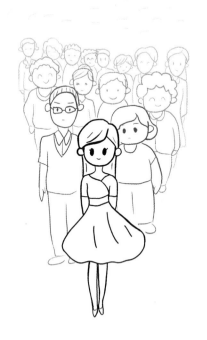

德国心理治疗师伯特·海灵格在研究家庭问题超过50年后，产生了一个很深刻的洞见："爱跟秩序的冲突是所有悲剧的开始和终结。"他发现，发生在人身上的种种问题，如焦虑、抑郁、愤怒、愧疚、伴侣关系不和、亲子关系紧张，甚至身体产生疾病等，其中一个重要的原因是，很多人承接了家庭中上一代或者前几代的问题模式、遭遇或者命运，并在现在的生活中表现了出来，他们用"共同受苦""共同负罪"等方式，无意识地在表达着对家庭系统或者某个重要家庭成员的忠诚。例如，很多小时候遭遇过父母语言暴力的孩子，当他自己成为父母时，虽然理性上觉得语言暴力不对，可是行为上会控制不住地对孩子恶言相向。父母婚姻不幸，其孩子的婚姻也在重复父母的模式。甚至有的人非常排斥自己的某个长辈，可身材、长相甚至性格却又和他们极为相像……这些其实都是家庭系统中爱的表现，同时也是盲目的爱（或称隐藏的忠诚），这份盲目的爱让我们不断复制家庭中的问题模式，被过去所纠缠，令我们无法把握当下，无法活出真正的自己。

所以很多人的身材、体态，不仅跟自己个人的饮食、运动有关系，还有可能与家庭系统中的一些人和事有关，这被称为"系统性肥胖"。化解这些问题，便是顺着这些问题的指引，将问题背后盲目的爱呈现出来，然后转化为"觉悟的爱"，从而打破这

些潜意识中自动化的纠缠模式,活出自己的样子。要想化解,需要先看见。以下几个小问题,请你跟随内心的感觉,快速回答:

1. 你的身材和你家里哪位家庭成员比较相像?

2. 想到他,你的感觉是什么?

3. 假如有机会,你最想对他说的一句话会是什么?

走出盲目，活出真正的自己

家庭系统就像一条生命长河，无数代的祖先从遥远的生命起源处而来。我们每个人之所以存在于这个世界上，是因为我们背后有无数代的祖先，将生命传承了下来。我们甚至不知道他们的姓名，不知道他们在不同的年代分别经历了怎样的风雨挑战。可是我们知道，不管历经了怎样的困难与艰险，生命就这样一代一代，通过无数代不完美的父母传递了下来，一直传到我们手里。每代父母都尽了自己最大的努力，每代父母都拥有足够的力量和爱，假如他们力量不够，那么便不会有我们的存在。所以每代生命传递都包含了家庭所有的爱、力量和支持，就仿佛一颗种子，从它诞生的那一刻起，就已经蕴涵了所有可以长成参天大树的生命信息，只要遇到阳光、雨露、土壤，它就可以生根发芽。他们活出了自己的精彩人生，然后把生命继续传递下去。

每个生命都是通过这样的生命传递来到这个世界的，所以每个曾经出现过的生命都在家庭系统中、在这个世界上拥有自己独一无二的位置。从这个意义上来说，每个人都有资格被看见，每位家庭系统成员都需要被肯定。这是一个客观存在的事实，无论我们接受与否，也无论他在生活层面曾经做过什么不可理喻的事情，他在家族中、在世界上都有自己的一个位置。每代父母都希望生命之火能够传递下去，都希望下一代能够比上一代过得更好，这就是纯粹的生命之火。纵然生活中会有很多伤痛和不完美，就如同苹果一般，它也许会有虫蛀，也许会腐烂，但是我们不能因为其表面的丑陋和不完美，就丢掉其蕴含着所有爱、力量和可能性的珍贵的生命种子。生命原本完满，但于战火中失去双亲的婴儿，未来同样有获得快乐人生的可能；21岁就瘫痪的斯蒂芬·威廉·霍金教授，依然让自己后来的人生精彩纷呈。

从生命传承的角度来看，还有一个客观事实是，我们每个人都有且仅有一位父亲与一位母亲。我们由我们唯一的父母带到这个世界，每位父母背后都连接着他们各自的家庭系统，甚至可以追溯至生命的源头。从生命的角度来看，父母比我们先来到这个世界，所以，他们大，我们小，这就是家庭系统中"爱的秩序"。这个生命中的秩序跟身高的高低、能力的大小、财富的多少都没有关系，也跟是非对错没有关系，它只是生命出现的顺序，先来的就是大的，后来的就是小的，它无法被改变，无法被代替，也无法被拒绝，这是客观存在的事实。大自然中有很多客观存在的秩序，例如，春夏秋冬四季交替，人类的生老病死，植物春华秋实的自然规律。家庭系统中的秩序来自生命的出现和传递，其不以个体的喜好而改变或转移，对秩序的接受与尊重是获得自由的最大保障。这就如同一个人只有在人人遵守交通秩序的马路上行走，才能最大限度地感到安全和自由。

我们会尊重肉眼可见的秩序，却常常会忽略生命传承关系中看不见的秩序。很多人在自己长高、长大、能力增强了以后，会在内心世界站在比父母更高的位置，这体现在他们试图去教育、改变父母，试图去评判、指责父母的人生选择上。这份内心世界中的秩序错位，就会在系统中产生一份隐藏的动力，让孩子在某些模式、身材、习惯、症状甚至命运上，更加像某位长辈。意识上的"错位"，潜意识会来"承接"，这就是系统里的纠缠：盲目的爱。如何将盲目的爱转化为智慧的爱？化解之道便是拨开生活层面的迷雾，看清家庭系统中关系的真谛，尊重每个隶属家族系统的人，明白生命中序位的大小，尊重自己的长辈，以及理解他们各自的命运走向。真正回归到属于自己的位置上，才能轻松做自己，活出属于自己的精彩人生，而不是试图在生命长河中逆流而上，辛苦而无效。尊重家庭系统中生命的秩序之后，才会真正体验到生命的精彩自在，才能够让无数长辈传承给自己的生命发挥出最大的价值。

> **案例**

来访者王女士是一位30出头的职场女性,从事需要极强逻辑分析能力的程序员工作。她常年受到身材困扰,体型上肩膀宽阔,腹部臃肿,并且长期遭受胃痛的折磨。她曾经去各大医院全面检查过,胃和消化道都没有问题,可是胃痛却实实在在地在生活里频繁影响着她,医生建议她考虑下心理因素。

在辅导过程中,咨询师让王女士陈述了自己关于身体上的困扰,并且了解了她的成长背景和基本的家庭系统情况,发现她对自己的母亲有非常复杂的感情。小时候,母亲在家庭中不受重视,甚至被欺负、被嘲笑。她在描述母亲经历的时候,有一种哀其不幸、怒其不争的感觉,甚至怪罪母亲的软弱,让自己从小陷入自卑、压抑、恐惧的情绪状态中。

咨询师在了解了基本状况后,用家庭系统排列的方式展开这个个案。王女士跟随感觉选了两位工作坊中的学员分别代表困扰自己的两个症状:"胖"和"胃痛",然后又选了"妈妈"和"自己"的代表人员,还有"其他原因"的代表人员。值得注意的是,王女士选择的代表"妈妈"的人员比代表"自己"的人员瘦小很多。代表们上场后,咨询师让所有人调整呼吸,关注和跟随自己的感觉。结果,症状"胖"和"胃痛"的代表都靠近了"妈妈"的代表,而"自己"的代表则表示不想看"妈妈",回避"妈妈"的眼神,看向其他地方,"妈妈"看着"自己","其他原因"无人关注,没有感觉。

咨询师看到场上代表的表现,更印证了自己的工作假设,让"其他原因"代表暂时离场。王女士眉头紧缩,想不明白这是为什么,自己的胃痛和身材怎么会和妈妈有关系?咨询师表示:"这的确是挺难理解的,但是来都来了,你愿不愿意试一下,尝试着改变一下与妈妈的关系?"王女士表示虽然不理解,但是愿意尝试。

于是咨询师引导王女士站到"自己"代表的旁边,尝试看向"妈妈",王女士表示不想看,咨询师引导她试试看,就看一眼。她与"妈妈"眼神一接触,情绪便开始涌动,喉咙堵住甚至快要窒息。咨询师引导其跟随自己的感觉对"妈妈"说:"妈妈,我看到你了。""妈妈"代表由刚才沮丧无力的状态变为身体慢慢站直的状态,眼泪开始在眼眶打转。咨询师等待王女士情绪平复一些之后,继续引导其对"妈妈"说:"妈妈,我是你的女儿,你是我妈妈,你大,我小。"

王女士表示不想说,咨询师问其想说什么,她表示想跟"妈妈"说:"你为什么那么懦弱?你为什么不能保护好我?你让我很自卑、很难过、很委屈!我讨厌你!"当王女士说这些话时,"妈妈"代表表示自己很无力、很弱小。咨询师继续和王女士沟通:"也许从生活的层面,妈妈是不完美的,她的性格不是我们理想中的样子。她的性格跟她从小到大的成长经历有关系,我们没有办法走过她走的每步路,所以也没有资格去指责她。你同意吗?"王女士表示同意。"尽管我们对妈妈的很多观念和行为表示不认同,但是从生命的意义上来说,她的确比我们先来到这个世界,她是妈妈,你是女儿,她大,你小。这是客观存在的事实,你认同吗?"王女士表示认同。于是咨询师再次引导王女士尝试:"只是对'妈妈'说出这样的基本事实,看会发生什么。"王女士看着"妈妈"的眼睛,对她说:"妈妈,你是我的妈妈,我是你的女儿,你大,我小,这是事实。尽管生活上你的很多观念、行为我不认同,可是你永远都是我的妈妈,永远都比我大。"此时,"妈妈"代表挺直了腰板,感觉自己浑身发热,更有力量了。"胖""胃痛"两个症状的代表也感觉自己放松、平静了很多。"自己"的代表感觉小腿开始发热,身体开始发麻,眼泪止不住地流,表示看到"妈妈"后感觉"妈妈"似乎高大了很多。咨询师继续引导王女士对"妈妈"表达:"妈妈,其实我太爱你了,你的东西(情绪、态度、身体、关系模式、命运)我都接受，我用这样的方式告诉你，我是你的孩子，我对你忠诚。但是够了，我太累了。这样爱你我付出了太大代价。我只是你的孩子，从现在开始，我知道了，你比我大。虽然我不认同，但是我尊重你的生活方式。从现在开始，我决定换一种方式来爱你！我会让自己活得更轻松，用更幸福、更健康、更轻盈的方式来爱你，让你赋予我的生命更精彩、更有价值。如果我能活出自己，请你祝福我。"王女士对"妈妈"表达完这些，咨询师引导其对"妈妈"鞠了一个躬，上半身完全放松，同时想象自己身上有一些原本不属于自己、自己盲目拿过来的东西飞了出来，飞到妈妈背后或者其他地方，跟随自己的感觉就可以。几分钟过后，王女士慢慢直起身，并表示感觉到很多灰色液体一样的东西从身体里飞了出去，现在浑身轻松。而在这个过程中，"胖"和"胃痛"的代表也悄悄从场地中间的位置退到了场地边缘的位置，表示想离开了，跟自己没有关系了。"自己"此时看着"妈妈"，感受到爱的流动，并且感觉"妈妈"好像高大了很多。"妈妈"感觉自己身体发热，有力量，很轻松。

个案结束。

案例分享

当个案结束的时候，王女士表示虽然身体上感觉轻松了很多，但是理性思维让她想不通，特别难受。咨询师对她简单讲解了家庭系统中隐藏的动力法则，因为她意识上排斥妈妈、试图改变妈妈，没有尊重生命传承系统中妈妈比自己靠前的序位，所以潜意识中会有一股动力，让她反倒和妈妈越来越像，这也会体现在身材还有身体症状上，潜意识用这样的方式表达着对妈妈的盲目认同和爱。她似懂非懂，但表示自己的身材和症状确实和妈妈非常相像，甚至包括手的粗糙程度，尽管自己不像妈妈一样从事体力劳动。个案结束半年后，王女士给咨询师发了一条信息："虽然我还是满头问号，想不通我的胃痛怎么会和我妈妈有关系，但奇妙的是，困扰我多年的胃痛真的消失不见了，而且身体也的确轻盈了很多。"

· 案例解析 ·

从系统的层面看个体的困扰，的确让人比较难以理解，我们打个比方，如果一个人的某个"身心困扰"是点，影响这个点的可能有以下因素：线——个人的成长经历；面——与父母的关系；体——与系统的关系。

当事人盲目的爱与系统中爱的秩序相冲突，从而破坏了爱的秩序,于是家庭系统中就有一股隐藏的动力,试图恢复爱的秩序,于是造成了纠缠。一些原本不应该遗传的模式、问题,却影响了一代又一代人。顺应爱的秩序,就是"觉悟的爱",可以减少过去的影响,使我们得到生命的力量,活出真正的自己,重拾内心的平静。

"觉悟的爱"并不是说需要事无巨细地听从父母,而是在生活层面上能够看到父母的局限性,可以不认同他们的观念、行为,但是从生命的层面上,要尊重他们比我们大的事实,尊重他们生命的局限。让自己放下对完美父母无尽的期待,放下内心试图改变他们的执着。面对比自己大的父母、长辈,对他们真诚地表达(哪怕是在心里表达):"我接受你们是我的父母、长辈,我接受你们给予我的一切。谢谢你们给予我生命,你们传给我的生命中已经蕴含了足够的力量、爱、支持和资源,如果我以后还有需要,我也可以用你们给我的生命去创造。尽管你们不完美,但是你们是最有资格成为我的父母/长辈的人,我爱你们。"当你内心真正地看到这些真相和秩序,看到症状背后对自己重要的人和事时,盲目的爱便已经开始转化为"觉悟的爱",那些症状便完成了使命,无须再来提醒你了。这样的你,就仿佛接受了父母和背后的家庭系统传给你的种子,种子根给我们输送了养分,我们逐渐成长为一棵树苗。从种子诞生那一刻起,生命传递的使命就已经完成，种子就已经蕴含了长成参天大树的一切力量和信息。在天地间，我们如何破土，如何发芽，如何应对风雨，如何适应四季更迭，绽放属于自己的精彩，这就是我们自己的事情了。

冥想：我决定换一种方式来爱你

*本部分内容配有音频，请扫描封底二维码，回复"好好吃饭"获取。

* * *

好的，请你准备十几分钟的空闲时间，以及一个使你感到安全并且足够宽敞的空间，保持放松状态，准备好了后，我们就开始做个系统性的练习。首先依然把注意力放到你的呼吸上。呼吸正确是保持放松的最简单且最有效的方法。当我们的呼吸变得缓慢深长的时候，我们马上就会放松很多。

双脚微微张开，与肩同宽，双手自然垂放在身体的两侧，慢慢吸气，然后缓慢地、深深地吐气。同时，你会感觉自己越来越放松了。

是的，现在你已经用你自己的方式，让自己的身体放松下来了。放松下来之后，请你完全相信你的潜意识，与它真诚地沟通。你可以将左手放到自己胸口的位置，对自己说："潜意识，我完全相信你。"或者说："我尝试完全相信你。我想跟你进行一次沟通，请你帮我。"现在，你的双手可以自然地垂放在身体的两边，感觉一下，你已经完全放松下来了。

现在，请你回忆，你现在的这个身材，或者你曾经比较胖、比较不协调的那个身材跟你家庭里面的哪个人或者哪些人比较像呢？在你的家庭当中，还有哪些人和你的身材是比较相似的？你的肩膀、你的大腿、你的腰部……与你家庭当中的哪些人比较像？你脑海当中浮现出了谁的形象，那就是谁。是爸爸、妈妈，还是其他的长辈或者家人？让画面自动地浮现就好，出现了谁都没有关系，也许他曾经对你说过一些话，关于吃、关于胖，那些话是什么？也许他曾经伤害过你，也许他深深地爱着你，也许你们的关系有点复杂，也许他有他的经历，但是却无意识地在很深的层面影响了你。

不管怎么样，我们现在有这样的一个机会，让这一切浮现出来，你和他之间发生过什么事情？你和他关系怎么样？我们现在有这样的一个机会来面对他，来做一些尝试，让自己、让他都可以更好。试试看，在心里面对他说："你是我的××。"如果是妈妈，就说"我的妈妈"，如果是其他人，改变称谓即可。

"你是我的××，我是你的××，我对你的感觉是××。想到你，我的情绪是××。我发现我的身材在某些方面和你很像。你曾经对我说过一些话，到现在依然影响着我。我胖，可能是为了连接一些重要的人和事。"

如果你还有什么想对他说的，那么你可以继续对他表达，继续对他说出你的感受，去说你想说但在生活当中未曾说出的话。也许是多年前的一件小事，也许是委屈，也许是遗憾，也许是内疚，也许是愤怒，也许是感动……接下来，你有一段自己的时间，可以对他说出你的想法。

也许你会发现，他拥有这样的身材，与他的经历有关。也许他要扛起这个家，也许他是为了更好地保护自己，也许正是他对食物的态度让他在小时候、在很艰难的环境下活了下来。也许你也在跟他表达着什么，你们通过什么在深层次连接着？

试试看，假如你愿意，可以对他说："我看到你了，我接受你。对不起，我爱你。"如果你愿意，那么你可以继续试试看，对他说："从生命传承的角度而言，你比我大，我比你小。以前我没有意识到，我不知不觉让自己的身材变得和你一样，原来我在潜意识里用这种盲目的方式爱着你、连接你、记得你。这种爱你的方式，让我付出了一些代价，让我的身体承担了很多。所以，从现在开始，我决定换一种更好的方式来爱你。我决定，用好好爱自己的方式，用好好爱自己身体的方式来爱你。我会让自己的身体更轻盈、更健康、更苗条，让我自己的心情更轻松愉悦，我会以过得更幸福自在的方式来爱你，可以吗？你可以祝福我吗？"

感受一下，画面里他的表情是怎样的？画面又发生了怎样的变化？也许他和你拉了拉手，也许他对你笑了一下，也许他跟你说了什么……是的，让这一切自然发生，你只需要充分地去感受。如果你觉得可以了，你就可以尝试跟随我的引导，做一个动作。让你的上半身完全放松，然后深深地鞠一个躬。在鞠躬的时候，你会感觉自己的头、脖子、肩膀、胳膊，一直到手指是完全放松、自然下垂的。鞠一个 90 度的躬，在鞠躬的同时，在心里默念："你给我留下的，你传给我的那些对我生命有好处的东西：爱、智慧、力量，对我有帮助的观念、影响，我会留下；那些不属于我的，未经你的允许，我盲目拿过来的一些东西，如情绪、观念、模式、关系、习惯、身材，我带着尊重把这些交还给你。我将轻松地、轻盈地活出我自己的人生。"

一边说，一边想象自己的身体里有什么东西溢出来了，或者是气体，或者是液体，或者是别的，你甚至可能会感觉到它拥有怎样的温度，怎样的颜色，你只需要发挥自己的想象力，然后充分地去感受就好了。也或者是一个包袱一样的东西，你把它放下了，放在了地上。这些你以前未经他人允许，出于爱而盲目拿过来的一些东西，也许是一些情绪，也许是一些模式，也许是一些感觉，也许是一些身材上的特点，它们慢慢地在你身体里汇集，在你脊柱那里汇集，然后沿着你的胳膊、手指，慢慢流下来，或者像气体一样，从你身体里飞了出去，回到它们本来的位置。

现在你决定把它放下了，在心里面对自己，也对着对面的人说："从现在开始，我决定换一种轻盈的方式来爱你。我会让自己更健康，让自己活得更快乐、更幸福，让自己的人生更有意义，用这样的方式来爱你。"按照你自己的节奏就好。当你觉得足够时，你就可以直起身来，感受一下你的感觉发生了怎样的变化。如果你觉得还需要一点时间，那么也可以按照自己的节奏，直到你觉得可以了。好，按照你自己的节奏就好，在你觉得完全可以了后，慢慢地站起身来，体会一下自己的感觉。

* * *

轻盈生活小妙招

有一个源自夏威夷的古老方法，它的核心要素是用"我爱你""对不起""请原谅""谢谢你"这四句话来不断地清理内在，从而解决问题、走出困境。这是非常有魔力的四句话，尤其是在解决系统性的关系问题中尤为有效。

我们在生活层面经历的所有事情，如好事、坏事、身体状况的变化、疾病的发生、人际关系的结束、金钱的多寡、事业的变动等，几乎所有事情都是潜意识对自己所累积的记忆进行的重播。有人发现长大后的自己，就是在不断重复儿时的模式；有人发现自己的人生，似乎重演着家庭中某位成员的命运。所以这里所说的"记忆"不仅是我们诞生于母体之后体验到的感官记忆，而且还包含家庭中无数祖先生命传承中的所有体验，这些积累构成了我们庞大的系统记忆（或称集体潜意识记忆）。我们体验到的很多情绪，发生的些许事情都是系统中这些重播记忆的反射。这些事情以我们渺小的个体很难分析明白，我们只是身在其中，有这样一份感受，对于系统的安排，我们也只能臣服。唯有如此，才能安于生命的当下。所以，我们甚至不需要追究问题的原因是什么，跟家庭中的谁有关系，只需在内心有困扰的时候，在心中不断重复这四句话："我爱你""对不起""请原谅""谢谢你"，让自己的身心回归平衡。

往期学员反馈

有"用",就"有用"

我们是参加了段老师的瘦身蜕变营的学员,该蜕变营的减肥方式与传统的减肥方式不同,既不需要严格节食,也不需要持续运动,只需听听催眠的音频,每天进行打卡。一开始,我们半信半疑。但神奇的是,蜕变营结束时,我们的饮食喜好改变了,生活习惯改变了,身材也发生了很大变化,真的是一个意外的收获。以下是我们的真实感受,虽然看起来有点不可思议,但是变化的的确确就这样发生了。

我竟然吃不了一个馒头了,吃了就会觉得好撑啊!

——安安

我不再喜欢重口味的食物了,对了,上周末吃的火锅,我觉得没原来的香了。

——雅靖

我的口味变清淡了,我对零食的兴趣减少了,家里的零食几乎想不起来吃了。

——Lirui

以前我虽然也会运动,但一直是"三天打鱼、两天晒网",现在不运动,就感觉少了点什么。有时候加班,到家晚了,我就在家拖地、打扫卫生,总之要出点汗。我喜欢上了运动时和自己相处的那种感觉。

——Doris

我对油炸、重口味食物的兴趣逐渐减少,可以做到想吃就吃,说吃几口就吃几口,吃了也没有负罪感。我现在觉得,还是减肥餐好吃。

——Congcong

饮食习惯的变化是最大的,我以前是那种只要坐在桌子前,就能一直吃下去的人。现在,我改变了吃饭顺序、用了餐盘,也能吃得很饱,我吃的都是精华。

——天天天晴

我现在最喜欢吃青菜,也可以没有顾虑地吃面食了(还瘦了8斤)。我吃饭的速度慢了下来,饭量也比以前少了,关键是,不觉得饿了。

——嫣然

我已经习惯了先喝汤,再吃青菜和肉,最后搭配主食,每餐点到为止,感觉饱了,即使剩下一口饭,我也不会想着硬塞下去。以前,我无肉不欢;现在,我对肉不再那样热爱了。我并没有强行克制自己,而是发自内心地,确实不那么爱吃肉了。

——芸

以前我很喜欢吃重口味的酸辣粉等食物，现在这些食物不怎么吸引我了，我没有了以往那种抓耳挠腮、想去吃的心理。

——小红

现在我不再馋炸鸡、汉堡了，我原来很喜欢吃鸡皮，最近吃鸡的时候，我吃了一两块，就觉得可以不吃了，于是就很轻松地决定不吃了。我现在每一餐都会吃蔬菜，如果没吃或者吃少了，就会觉得少了些什么。

——3仔

我不再馋红烧肉、薯片这类高热量食物了，看到这些食物的时候，我可以不吃，或者只吃一两口，而不是像以前那样吃个够。我喜欢吃更多清淡的菜了。

——糖豆

我不像以前一样总是只吃主食了，我爱上了吃蔬菜的感觉。

——鹭鹭

我的饭量变小了，我现在的饭量大概是原来的一半，吃孩子剩饭的习惯被彻底改变了，我不再馋麻辣烫了，饮食习惯更健康了。

——无我

我最近爱上了运动，每次去健身房都觉得很轻松。以前我只是被动地去健身，现在是主动去流汗，这种感觉太棒了。

——圆儿

我原来只是被迫运动,现在我特别珍惜每次的运动机会。运动代表有活力,我感觉自己更年轻了。我的胸围和臀围减少了4厘米,腰围减少了2厘米。

——安安

我的运动习惯变好了,我原来非常被动,没有私教我就肯定不去锻炼。现在我能自主锻炼了,一周运动2~3次。我喜欢这种科学的方法,慢慢瘦下来,这样瘦下来才是真实的,不是虚的。

——筱美

我的"富贵包"小了很多,坐着的时候,腰也能自然地挺起来了。我的体力变好了,做100个深蹲不是什么大问题。

——Renee 小蓉

我不再抵触运动了,之前,我一想到运动就会联想到累,现在,我想到运动,就会联想到身体紧致、健康。

——lin

以前,我运动一小会儿就会出汗、烦躁,现在运动的时候感觉心情愉悦。

——子鱼

我养成了每天运动的好习惯,一天不运动就不舒服。最重要的是,我排解了积压在身体里的负面情绪,每天身心愉悦。当然,在家人眼里,我这次瘦身很成功,腰围变小了一圈,肚子上的肉少了很多。我老公也开始向我学习,给自己"催眠瘦身"了。

——飒飒

我的心态变好了，我已经很久没有陷入负面状态了。我更喜欢自己了，我现在每天都爱照镜子。

——腾飞

我爱上了运动，还加入了健步队，身体的变化很明显，体能好了很多，精力也比原来充沛了。我偶尔会晚睡，但第二天不再需要单独补觉了。

——赵彦

一直困扰我的左肩疼和偏头疼没有了。之前，我哄孩子睡觉，就跟着孩子一起睡，每天睡将近10个小时还是头昏脑涨，全身酸疼。现在，孩子睡着了，我还可以运动、锻炼。之前，我中午吃完饭后需要午睡，否则下午就要靠咖啡提神。现在，我基本不需要午睡，下午依然精力充沛。我喜欢上了出汗的感觉，我将运动融入了生活，不需要像以前一样每次运动前要做很多心理建设了。

——艳辉

我每天都想运动，哪怕只是走走路，运动后流汗的感觉让我很舒服，这是我目前36年的人生中最不可思议的一件事。

——lulu

以前在运动时，我都会给自己定比较高的目标，最后坚持不下来，就放弃了。现在，我对运动的态度有所改变，我喜欢运动后出汗的畅快感，我觉得运动没有那么痛苦了。

——小红

以前,我出门散步都觉得累,运动对我而言是种负担,现在,我特别想随时随地动一动。

——张艳

以前,我运动是为了减肥,带有目的性和强制性,多是为了被动完成任务。现在,我能够利用一切零碎时间做运动,捏捏肚子,松解肥肉,做个腹式呼吸,运动融入了日常生活,而且并不痛苦。我的腰围减少了3厘米,腰细了,背挺直了,肩膀比原来更舒展了。

——丁香

段老师的那句"随心而动"深深烙在我的心里了。以前提到运动,我就会想着明天再说吧。现在,每天不动一动,我就觉得很不舒服。动一动真的很好,能够产生更多的多巴胺,我的心情都变好了。我的肩膀更挺了,肚子上的肉少了一些,腰围减少了5厘米。

——糖豆

最后,我们讨论了一下,为什么这种减肥方式,看起来好像并不特别,但是为什么有效果呢?大概因为传统的减肥方式都在追求结果:要瘦!要管住嘴!要迈开腿!结果却容易让人在辛苦的减肥过程中放弃。

而潜意识瘦身法,更加注重一个一个微小的过程,以及调整过程中的感觉。过程改变了,结果也就自然而然地改变了。我们作为过来人,经验就是:试试看吧,真的有"用",就"有用"!

结　语

本书以神经语言程序学（Neuro-Linguistic Programming, NLP）、绘画心理学、本体能量心理学、催眠、家庭系统排列等实用心理流派的知识为依托，结合我多年来一线心理咨询工作中遇到的真实案例，具体应用到"瘦身场景"里，相关参考书目如下。

《神经的逻辑》 埃利泽·斯滕伯格 广西师范大学出版社

《动机心理学：克服成瘾、拖延与懒惰的快乐原则》 罗曼·格尔佩林 天津科学技术出版社

《身心合一》 肯·戴奇沃迪 当代中国出版社

《运动改造大脑》 约翰·瑞迪、埃里克·哈格曼 浙江人民出版社

《精进：如何成为一个很厉害的人》 采铜 江苏凤凰文艺出版社

《身体从未忘记：心理创伤疗愈中的大脑、心智和身体》 巴塞尔·范德考克 机械工业出版社

《心流：最优体验心理学》 米哈里·契克森米哈赖 中信出版集团

《遇见心想事成的自己》 张德芬 湖南文艺出版社

《秘密》 朗达·拜恩 湖南文艺出版社

《吸引力：把好生活吸过来》 林恩·格莱布霍恩 天津教育出版社

《心想事成的九大心灵法则》 韦恩·戴尔 世贸出版社

《潜意识之门：生生不息催眠圣经》 斯蒂芬·吉利根 北京日报出版社

《你能做到心想事成：催眠的艺术》 扬·贝克尔 哈尔滨出版社

《你会按我想的做：日常生活的催眠技巧》 扬·贝克尔 哈尔滨出版社

《这书能让你戒烟》 亚伦·卡尔 吉林文史出版社

《欲罢不能：刷屏时代如何摆脱行为上瘾》 亚当·奥尔特 机械工业出版社

《谁在我家：海灵格新家庭系统排列》 伯特·海灵格、索菲·海灵格 世界图书出版公司

《家庭系统排列入门：如何释放家庭爱的力量》 波图·乌沙莫 化学工业出版社

《NLP：自我改变的惊人秘密》 理查德·班德勒 华夏出版社

《NLP自我重塑计划:21天塑造全新自我》 史蒂夫·安德鲁、查尔斯·福克纳 高等教育出版社

《简快身心积极疗法（上）》 李中莹 世界图书出版公司

《重塑心灵》 李中莹 浙江教育出版社

《唤醒半睡的自己：父母自我成长心灵使用手册》 吴文君 电子工业出版社

《有钱人和你想的不一样》 哈维·艾克 湖南文艺出版社

《所谓学习好，就是方法好》 坪田信贵 北京联合出版公司

  另外，书中还有一些灵感、技巧源于我参加过的非常棒的训练营和工作坊。例如，《重塑心灵》作者李中莹老师的"NLP 领袖型传播者特训营""简快身心积极疗法"，及其讲授的"NLP 执行师""首届家庭系统排列导师班"等课程；《唤醒半睡的自己：父母自我成长心灵使用手册》作者吴文君老师讲授的"快乐亲子导师班"课程；《谁在我家：海灵格新家庭系统排列》作者伯特·海灵格老师的排列公开课；尼克·莱佛士老师的催眠公开课；蔡仲淮老师的"国际临床催眠师培训"；亚雷·杜尔特老师的"本体能量工作坊""舞动工作坊"……

  虽然这些课程的主题并非减肥瘦身，但是这些心理技巧的原理是相通的。所以，如果按照这本书的内容试过之后，你的确瘦下来了，那么正如王艳博士的序中所说，我们生活中的行为、选择无一不受到心理因素的影响，将本书中的"减肥瘦身"替换成"赚钱""学习"等其他生活中困扰你的事情，重新用心读一遍，也许你会收获意想不到的惊喜！希望这本书能够成为一个契机，从现在开始，你可以和你的潜意识做朋友，发挥潜意识的巨大力量，在它的帮助下，你的身体和生活都将越来越轻松。祝福你！